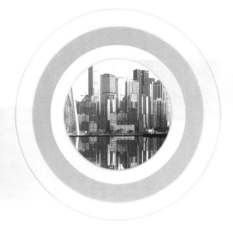

Interpretation of Construction Standards for
Chongqing Perinatal Medical Center

重庆围产医学中心
建设标准解读

主　编　张　华

U0188104

重庆大学出版社

图书在版编目（CIP）数据

重庆围产医学中心建设标准解读/张华主编．--
重庆：重庆大学出版社，2021.12
ISBN 978-7-5689-3104-5

Ⅰ.①重…　Ⅱ.①张…　Ⅲ.①围产期—妇幼保健—医
院—标准—重庆　Ⅳ.① R197.5-65

中国版本图书馆 CIP 数据核字 (2021) 第 264357 号

重庆围产医学中心建设标准解读

CHONGQING WEICHAN YIXUE ZHONGXIN JIANSHE BIAOZHUN JIEDU

主　编　张　华
策划编辑：杨粮菊
特约编辑：曾　灿

责任编辑：陈　力　　　版式设计：杨粮菊
责任校对：邹　忌　　　责任印制：张　策

*

重庆大学出版社出版发行
出版人：饶帮华
社址：重庆市沙坪坝区大学城西路 21 号
邮编：401331
电话：（023）88617190　88617185（中小学）
传真：（023）88617186　88617166
网址：http://www.cqup.com.cn
邮箱：fxk@cqup.com.cn（营销中心）
全国新华书店经销
重庆市国丰印务有限责任公司印刷

*

开本：890mm×1240mm　1/32　印张：5　字数：90 千
2021 年 12 月第 1 版　　2021 年 12 月第 1 次印刷
ISBN 978-7-5689-3104-5　定价：48.00 元

本书如有印刷、装订等质量问题，本社负责调换
版权所有，请勿擅自翻印和用本书
制作各类出版物及配套用书，违者必究

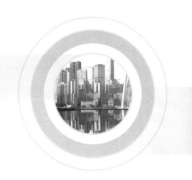

OVERVIEW

内容提要

　　《重庆围产医学中心建设标准解读》一书对围产医学中心建设的空间布局、诊疗流程、质量管理、临床先进技术等关键环节做了详细的解释。阐述了重庆市妇幼保健院围产医学中心建设标准理念、设计思路和实施办法等，同时列举了围产医学中心建设过程中的成功案例，对其他医疗单位开展围产医学中心建设具有借鉴意义。

　　本书不仅可供新生儿科、产科和医院行政管理使用，也可供超声科、麻醉科、检验科、放射科等相关学科医护人员参考。

重庆市妇幼保健院近几年来与德国在围产医学上进行了卓有成效的国际合作，他们借鉴德国围产医学中心分级管理建设标准和经验，并且结合《中国新生儿病房分级建设与管理指南（建议案）》，在医院逐步建立和完善了以产儿合作为核心的围产医学中心平台。在此基础上，也在区域化围产医学中心建设方面做了一些有益探索。这本《重庆围产医学中心建设标准解读》（以下简称《解读》）对围产医学中心建设的空间布局、诊疗流程、质量管理、临床先进技术等关键环节做了详细的解释。

《解读》共分为五章，重点阐述了围产医学中心建设标准理念、设计思路和实施办法，同时列举了围产医学中心建设中的成功案例，为其他医疗单位提供了开展围产医学中心建设的具体建议，希望让广大的群众在当地也能享受标准化的优质医疗服务，减少跨地区就医，推进分级诊疗制度落实。

《解读》为广大新生儿科医师、产科医师和医院行政管理人员提供了围产医学中心的关键临床诊疗技术、诊疗流程、管理制度等重点内容，解析了疑点和难点，可供新生儿科、产科医师学习，也为推动相关学科建设提供了思路。

本书凝聚了编写组成员的悉心付出。如读者在读此书过程中有任何疑问，希望能跟编写组联系，以增进沟通、交流，共同推动我国围产医学学科的发展。

解放军总医院第七医学中心八一儿童医院院长
中国医师协会新生儿科医师分会会长

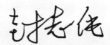

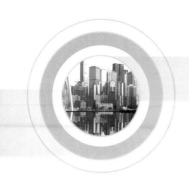

CONTENTS

目录

1

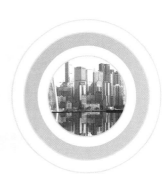

第1章

围产医学概念及发展历程

1.1　　　　　　　　　　　　　　　　　　　　　　围产医学概念

1.1.1　围产医学的定义

　　围产医学概念始于 1967 年，是一门既古老又青春的学科，它是研究在围生期内对围生儿及孕产妇加强卫生保健，对胚胎的发育、胎儿的生理病理以及新生儿和孕产妇的疾病进行诊断与防治的学科，致力于降低孕产妇及围产儿死亡率，提高孕产妇及婴儿健康水平和人口素质。

　　目前，对围产期的范围一般有以下 4 种划分法：

　　围产期 I：孕期满 28 周（胎儿体重 ≥ 1 000 g，或身长 ≥ 35 cm）至出生后 7 天。

　　围产期 II：孕期满 20 周（胎儿体重 ≥ 500 g，或身长 ≥ 25 cm）至出生后 28 天。

　　围产期 III：孕期满 28 周（胎儿体重 ≥ 1 000 g，或身长 ≥ 35 cm）至新生儿出生后 28 天内。

围产期Ⅳ：从胚胎形成至新生儿出生后 7 天之内。

世界卫生组织（World Health Organization，WHO）和国际妇产科联盟（International Federation of Gynecology and Obstetrics）与我国均采用围产期Ⅰ的划分方法。

1.1.2 围产医学特色

在围产医学诞生之前，产科医师的主要任务是保障孕产妇安全，降低孕产妇死亡率，但是，医生对母体中胎儿发展状况并不了解；新生儿科则是为早产儿或患病的新生儿提供量身定制的医疗护理。产科和新生儿科各自的关注点不同，但对于患者主体来说，希望能同时关注妈妈和宝宝的健康，因此在产科、新生儿科与患者主体需求之间存在着矛盾（图1.1）。

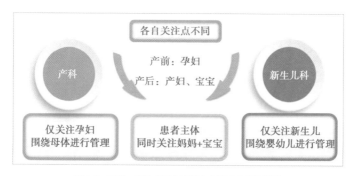

图 1.1　产科、新生儿科与患者主体需求之间的矛盾

　　围产医学则充分考虑患者主体的需求，建立产科和新生儿科之间的桥梁。并结合生殖医学，将产科学、儿科学、重症医学、遗传医学、分子生物学等学科交叉融合，开展产前诊断、遗传与咨询、危重孕产妇早筛早治及规范化管理、胎儿宫内转运、新生儿及超/极低出生体重儿救治转运、高危新生儿出院后随访的临床诊断与防治，同时依托各级妇幼保健网络及妇幼保健专科联盟（医联体），形成产前、产中和产后的整个围产期区域上下联动的平台（图1.2）。围产医学与产科学的最大区别是可通过各种手段看见和了解宫内的胎儿，围产医学能够通过各种技术手段监测胎儿的发育，是从妊娠确诊起对孕妇和胎儿以及新生儿进行监护、预防和治疗，形成全周期覆盖的学科（图1.3），这是妇产医学史上的重要里程碑。

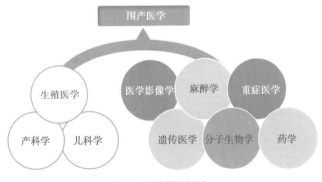

图1.2　围产医学的特色

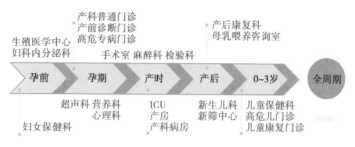

图 1.3　围产医学覆盖范围

围产期医疗保健工作的质量主要从以下 3 个方面进行衡量。

①孕产妇死亡率：指妊娠期到产后 42 天内，因任何与妊娠有关或由于妊娠处理加重疾病而造成的每 10 万孕产妇中的死亡数。据 WHO 报道，全世界每天约有 830 名妇女死于与妊娠或分娩有关的并发症。据统计，2015 年大概有 30.3 万名妇女在妊娠和分娩期间及分娩后死亡，发展中国家的孕产妇死亡率是每 10 万例活产有 239 名孕产妇死亡，而发达国家则为每 10 万例 12 人。根据《2020 年我国卫生健康事业发展统计公报》，2020 年，我国孕产妇死亡率为 16.9/10 万，其中城市 14.1/10 万，农村 18.5/10 万。与 2015 年比，降幅为 15.9%。

②围产儿死亡率：围产儿死亡率包括围产期内的死胎、死产、新生儿死亡。20 世纪 80 年代末我国围产儿死亡率为 9.8‰～49‰，在国际上处于中等水平；而 2020 年婴儿

死亡率为 5.4‰，与 2015 年比，降幅为 33.3%，5 岁以下儿童死亡率为 7.5‰，与 2015 年比，降幅为 30%，远低于中等收入国家的平均水平。

③障碍儿的发生率：指分娩前后及分娩过程中处理不当或由于疾病而遗留的后遗症者。

人民健康既是现代化最重要的指标，也是人民幸福生活的基础。围产医学是衡量一个国家和地区社会经济发展水平的重要指标，在政府的重视和关心下，近几十年来发展十分迅速。我国妇产科、儿科专业人才队伍逐步壮大，妇幼健康服务能力不断增强，并取得重大进展。我国婴儿和 5 岁以下儿童死亡率远低于中等收入国家平均水平，孕产妇死亡率远低于全球各国中位数水平和中高收入国家中位数水平。妇幼健康核心指标位居全球中高收入国家前列。

1.2 围产医学国内外发展历程

1.2.1 围产医学的诞生和发展

围产医学起源于 20 世纪 60 年代，是在产科的基础上诞生的，就其发展历程来说，时间并不长，是一个相对年轻的学科。

1960 年，德国埃里希·萨林（Erich Saling）获得胎儿脐带血，首次对胎儿进行了直接检查，即"胎儿微量血液分析"，打开了产前医学的大门。1962 年，埃里希·萨林率先在临床上使用羊膜镜，观察妊娠期和分娩期的羊水情况，判断胎儿安危，并在必要时对胎儿进行早期干预。1965 年，英国医师伊恩·唐纳德 (Ian Donald) 首先在产科应用超声对胎儿进行检查，让医师真正"看见"了胎儿，能在视觉上直观发现妊娠异常，故伊恩·唐纳德也被称为"超声之父"。1966 年，马克·W. 斯蒂尔（Mark W. Steele）和威廉·罗伊·布雷格（William Roy Breg）成功地采用羊膜穿刺术获得了胎儿细胞，这使得染色体的核型分析成为可能。1967 年，塞西尔·B. 雅各布森（Cecil B. Jacobson）和罗伯特·H. 巴特（Robert H. Barter）诊断出世界上第 1 例胎儿染色体异常。同年，第一个获得胎儿脐带血的德国埃里希·萨林教授首次提出"围产医学"（Perinatal Medicine）一词，使之区别于产科学，并在德国柏林建立了第一个全国性的围产期医学学会——德国围产期医学学会（The German Society of Perinatal Medicine），这标志着围产医学的诞生。1968 年，在埃里希·萨林的倡导下成立了第一个国际性围产期医学协会——欧洲围产期医学协会 (The Europe Society of Perinatal Medicine)。因此，德国埃里希·萨林教授也被人们尊称为"围产医学之父"（图 1.4）。

进入了围产医学时代，临床的主要任务也发生了相应变化。经典产科重视的是母亲孕期和分娩的安全，主要任务是降低孕产妇死亡率。而围产医学在关注孕产妇死亡的同时，也开始关注胎儿和围产期新生儿，并重视降低围产儿死亡率。

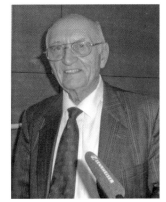

图 1.4　"围产医学之父"
——德国埃里希·萨林教授

（图片来源：维基百科）

1968 年，电子胎心监护仪（Electronic Fetal Monitoring, EFM）正式用于临床，他使用 EFM 将胎心率曲线和子宫收缩压力波形记录了下来，现在已成为正确评估胎儿宫内状况的重要检测手段之一。1972 年，格雷厄姆·里金斯（Graham Liggins）通过检查羊水中卵磷脂和鞘磷脂的比例来判断胎肺的成熟度。1972 年，大卫·约翰·亨尼·布洛克（David John Henny Brock）等人发现甲胎蛋白可预测神经管畸形。1977 年，D. E. 菲茨·杰拉德（D. E. Fitz Gerald）和 J. E. 德拉姆 (J. E. Drumm) 第 1 次使用多普勒超声研究胎儿脐血流，判断胎儿有无宫内缺血、缺氧等情况。迄今 30 余年的临床实践表明，超声多普勒测定胎儿动脉血流是无创性产前评价胎儿宫内安危的有效方法之一，可明显降低围产儿死亡率。1980 年，弗兰克·A. 曼宁 (Frank A. Manning) 创立了胎心电子监护结合 B 超检测的生物物理评分系统（Biophysical Profile Score，BPS），对胎儿宫内状况进行系统全面评估。霍华德·库克尔（Howard Cuckle）建立了中孕期唐氏综合征筛查体系。1990 年，塞浦路斯·尼古拉迪斯 (Kypros Nicolaides) 根据胎儿颈后透明层厚度（Nuchal Translucency，NT）和孕产妇外周血生化指标对早孕期唐氏综合征进行筛查，将中孕期唐氏综合征的检出率从 65%~70% 提高到 90%

以上。

1991 年在日本东京召开了第一届国际围产期医学大会 (The First International Congress of Perinatal Medicine)，世界围产期医学协会（The World Association of Perinatal Medicine，WAPM）在会上成立。从那以后，围产医学及围产保健工作在全世界蓬勃迅速地发展起来。

随着围产医学技术的发展与提高，新生儿窒息复苏水平的提高以及相应技术的普遍推广，早产儿存活率明显升高，围产儿死亡率明显下降。现在，围产医学除了能提供更多的胎儿诊断手段外，可以越来越多地对胎儿或新生儿在宫内或新生儿早期进行干预和治疗。从早期简单的、检出率比较低的中孕期生化"二联"指标筛查唐氏综合征，到目前已经发展到检出率很高的早孕期 NT 加生化指标的唐氏综合征筛查。筛查的胎儿疾病也从非整倍染色体异常，扩展到胎儿生长受限、死胎及流产等，甚至扩展到母体疾病的筛查，例如子痫前期、早产等。未来，对胎儿宫内疾病的诊断会更加趋向于"早期、快速、无创"，胎儿宫内手术的种类和宫内基因治疗也会开展得更加广泛，围产医学学科建设发展必将日新月异。

1.2.2　我国围产医学的发展

20世纪80年代初，被誉为"中国围产医学之母"的严仁英教授（图1.5），为了降低孕产妇及围产儿死亡率，提高母婴健康水平和提高我国的人口素质，首次将"围产医学"的概念和技术引入了中国。在她和众多围产医学工作者的积极倡导下，经中华医学会批准，于1988年4月24日成立了中华医学会围产医学分会（图1.6），严仁英教授任第一任主任委员。在严仁英教授的亲切关怀下，围产学会通过数年的努力，于1998年创办了我国围产医学领域唯一的专业学术期刊——《中华围产医学杂志》。

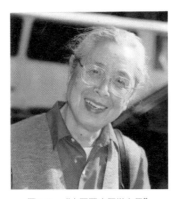

图1.5　"中国围产医学之母"
——严仁英教授

（图片来源：百度百科）

在党和政府的关怀下，在围产医学工作者的共同努力下，我国的围产医学事业得到了很大的发展。通过不断学习国外先进的学科知识，寻找产科医生及新生儿科医生的专业结合点，逐渐形成了围产医学专业的新型特点，包括孕产妇及围产儿死亡、产后出血、新生儿窒息复苏、妊娠期高血压疾病、早产及早产儿、母胎营养、妊娠合并糖尿病、围产期感染、脑性瘫痪、助产、产前诊断、胎儿医学等。
2006 年全国妊娠合并糖尿病协作组成立，研究我国不同地
区妊娠期糖尿病的发生情况，制订适合我国的妊娠期糖尿
病诊断标准——《妊娠合并糖尿病——临床实践指南》，并
参加了国际妊娠合并糖尿病组织关于妊娠期糖尿病诊断标
准讨论制订工作。

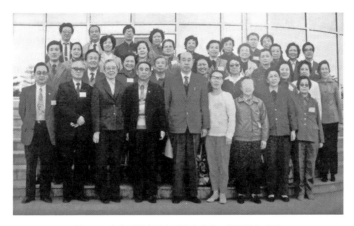

图 1.6　中华医学会围产医学分会第一届委员会合影

　　经过几代围产医学工作者的不懈努力，我国的围产医
学取得了突飞猛进的发展，孕产妇及围产儿死亡率明显下降。
中华人民共和国成立前，孕产妇死亡率高达 1 500/10 万，
婴儿死亡率高达 200‰，人均预期寿命仅 35 岁。中华人民
共和国成立后，妇女儿童健康水平不断提高，至 2020 年，
我国孕产妇死亡率已下降到 16.9/10 万，婴儿死亡率下降

到 5.4‰，妇幼健康核心指标位居全球中高收入国家前列。2016 年 10 月中共中央、国务院发布《"健康中国 2030"规划纲要》，其主要目标均与围产医学密切相关。大力发展和做好围产医学事业已经成为全社会的共识和"健康中国"的奋斗目标。

1.2.3 我国围产医学的未来发展方向

由于经济发展水平参差不齐，围产医学在我国的发展并不平衡。在西部偏远地区，围产医学的发展处在初期阶段，面临的主要任务仍是将居高不下的孕产妇死亡率降下来。而在发达城市，主要任务已经转向胎儿的健康和问题胎儿的治疗。为了中国围产医学的进一步发展，我们还需要在以下几个方面努力。

（1）建立临床指南

围产医学是一个新兴交叉学科，技术发展也比较迅速，因此，十分有必要制订相应的临床指南，推广和规范相应的围产医学技术。在制订围产医学临床指南时需要遵循以下几个原则：与国际接轨、重视医学证据、尊重中国国情。

（2）重视基层

中国是人口大国，每年的新生儿数超过 1 000 万人，如 2020 年出生 1 200 万人，其中大部分妊娠期保健和分娩是在县级及以下医院完成的。这些基层医生的水平决定了中国的孕产妇死亡率和围产儿死亡率，因此，中国围产技术的推广和人员的培训重心要下移，关口要前移。

（3）建立基本技能培训体系

对于年轻医生和基层医生来讲，掌握相应的基础知识比较简单，最困难的是掌握必要的临床基本技能。中国医生学习临床技能的方法一般是上级医生以"师傅带徒弟"的方式传授，这种传统的教学方式存在两个方面的问题：一是不规范；二是在医患关系紧张的前提下，患者不愿意让年轻医生在自己身上"做试验"。因此十分有必要建立相应的临床技能培训体系。

随着围产医学的发展和进步，围产医学工作者的使命已经不只是传统意义上迎接新生命的到来，更要为新生命一生的健康而努力。围产医学承载的也不只是母婴两代人的健康，更可能对未来几代人的健康产生深远影响。

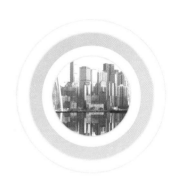

2

第2章

《重庆围产医学中心
建设标准》的制订意义

2.1　　　　　　　　　制订的背景、指导思想和过程

2.1.1　制订的背景和指导思想

中国作为世界上最大的发展中国家，有着庞大的孕产妇和围产儿群体。中国共产党和中国政府历来高度重视妇女儿童健康，将其作为保护妇女儿童权益、促进妇女儿童全面发展的重要基础性工作。中华人民共和国成立前，妇幼健康服务能力缺乏，广大农村和边远地区缺医少药，孕产妇死亡率高达 1 500/10 万，婴儿死亡率高达 200‰。中华人民共和国成立后，妇幼健康事业面貌焕然一新，妇女儿童健康水平不断提高。《中国妇幼健康事业发展报告（2019）》指出，我国孕产妇死亡率已稳步下降，1990 年全国孕产妇死亡率为 88.8/10 万，2018 年下降至 18.3/10 万，较 1990 年下降 79.4%（图 2.1）。

虽然，我国已于 2014 年提前实现联合国千年发展目标（即到 2015 年孕产妇死亡率要在 1990 年基础上下降

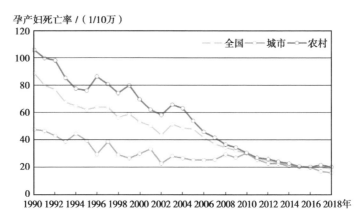

图 2.1　1990—2018 年全国孕产妇死亡率变化趋势

（数据来源：全国妇幼卫生监测系统）

75%)，是全球为数不多实现这一目标的国家之一。但我国全面保障母婴健康的事业还面临着地区发展不平衡、服务不充分等诸多挑战。如 2018 年，东、中、西部地区孕产妇死亡率分别为 10.9/10 万、20.01/10 万、25.2/10 万，与 1996 年 相 比，分 别 下 降 了 61.9%、70.5%、81.2%（图 2.2）。2018 年东、中、西部地区 5 岁以下儿童死亡率分别为 4.2‰、7.2‰和 12.7‰，较 1991 年分别下降了 87.5%、89.1% 和 87.3%（图 2.3）。尽管地区差距在持续缩小，但是至 2018 年，西部地区孕产妇的死亡率还是东部地区的 2.3 倍（图 2.2），且 5 岁以下儿童的死亡率西部地区和东部地区差值仍有 8.5‰（图 2.3）。因此，进一步提升我国西部地区围产医学水平是每一个西部地区围产工作者的历史使命。

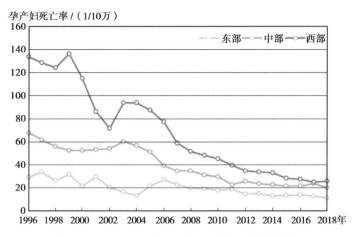

图 2.2　1996—2018 年我国不同地区孕产妇死亡率变化趋势

（数据来源：全国妇幼卫生监测系统）

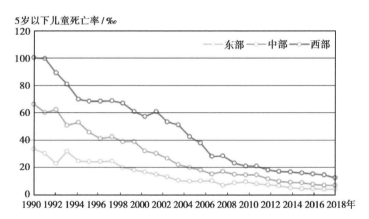

图 2.3　1990—2018 年我国不同地区 5 岁以下儿童死亡率变化趋势

（数据来源：全国妇幼卫生监测系统）

我国的围产医学不仅西部地区与东部地区存在较大差异，而且在总体上与发达国家也存在一定的差距。根据WTO发布的《世界卫生统计2020》的数据，发达国家，如德国2017年孕产妇死亡率为7/10万；2018年新生儿、婴儿死亡率为4%；2018年5岁以下儿童死亡率2‰。我国的围产医学还不能满足广大孕产妇和围产儿日益增长的健康需求，孕产妇死亡率仍有较大的下降空间，基层医院医疗同质化有待进一步推进。2016年10月，中共中央、国务院印发了《"健康中国2030"规划纲要》，提出了健康中国的建设指标，到2030年，孕产妇死亡率将下降到12/10万以下，城乡区域差距缩小，新生儿、婴儿和5岁以下儿童死亡率分别降至3.0‰、5.0‰和6.0‰以下，这对围产医学工作者特别是西部地区的围产医学工作者提出了更高的要求。

2.1.2　制订的过程

《"长莱会议"围产医学中心建设标准》（即《重庆围产医学中心建设标准》）编写组所在单位为重庆市妇幼保健院。

重庆市妇幼保健院位于我国西部重庆市，创建于1944年，是一所集临床医疗、妇幼保健、科研教学为一体的三级甲等妇幼保健院。截至2020年底，在岗职工1 743人。2020年，门急诊量166.01万人次，住院服务量4.17万人次，分娩量 1.76 万人次，试管婴儿移植周期 1.42 万例。

医院有国家级基地 6 个，国家级妇幼特色专科 3 个（孕产期保健、更年期保健、新生儿保健），市级基地 10 个，市级中心 9 个，市级临床重点专科 2 个（妇产科、临床药学），市级妇幼保健重点专科 7 个（孕前保健、孕产期保健、更年期保健、新生儿保健、儿童常见病防治、眼保健、儿童营养）、特色专科 1 个（宫颈病）。2017—2020 年医院生殖医学连续四年在复旦版中国医院专科声誉综合排行榜上排名第 7。目前分为两个院区，渝北冉家坝院区编制床位 900 张，主要开展围产保健、妇女保健、儿童保健业务。在围产保健服务、新生儿（极低体重儿、极早早产儿）救治、宫颈疾病的预防与治疗、女性盆底与泌尿疾病、不孕不育的诊治、孕前优生检查、妇幼卫生流行病学调查等方面都处于西部领先地位。渝中七星岗院区编制床位 100 张，主要开展人类辅助生殖相关业务，是西部首例"试管婴儿"诞生地，是国家批准的首个人类辅助生殖中心和全国 12 家人类辅助生殖技术培训基地之一，生殖医学中心负责人黄国宁教授为中华医学会生殖医学分会第五届委员会主任委员。截至 2020 年，该院已出生"试管婴儿"4.5 万余名，连续 9 年试管婴儿临床妊娠率 > 60%，活胎出生率 > 50%，综合实力在国内持续领先。

重庆市妇幼保健院系重庆市妇幼机构医联体牵头单位，在区域性妇女和儿童保健工作中发挥着联动作用。2018 年引进了德国马格德堡大学（Otto von Guericke University of Magdeburg）附属儿童医院格哈德·乔尔奇教授（图 2.4）及其围产团队，促进了该院围产医学的发展。

格哈德·乔尔奇于1970—1977 年在德国马尔堡菲利普斯大学（Philipps University of Marburg）进行医学研究，并获得了德国国家资助(German Academic Scholarship Foundation)。1977—1982 年，他在德国明斯特大学（University of Münster）进行儿科培训，并担任该大学儿童医院儿科和新生儿护理科的助理医学主任，1998 年，

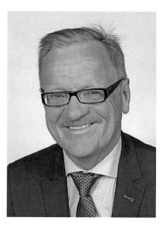

图2.4 德国格哈德·乔尔奇教授

他被马格德堡大学附属儿童医院任命为新生儿科、重症监护室和普通儿科主任，并于 2006 年成为此医院的负责人。多年来格哈德·乔尔奇教授一直致力于围产医学的研究，如早产儿的脑血液循环研究、婴儿意外猝死（Sudden Unexpected Infant

Death，SIDS）防止、儿科保健等，他于 1991 年在德国核心医学杂志上发表了关于俯卧位风险的论文。从 1992 年开始，德国意外婴儿死亡人数显著下降。1991 年他与他的大学老师赫尔穆特·沃尔夫（Helmut Wolf）教授创立了欧洲新生儿研讨会，每年举行一次，直到现在。

格哈德·乔尔奇将德国围产医学中心建设和管理方面的先进理念和丰富经验传递到中国，同时邀请我国新生儿科和产科的医生到德国围产医学中心访问及交流，双方的合作也越来越默契。

根据 WHO 2012 年发布的《早产儿全球报告》，全球每年约有 1 500 万早产儿，超过全部新生儿的 10%。也就是说，平均每 10 个新生儿里就有 1 个是早产儿。而在这些早产儿中，全球每年大约有 110 万例死于早产并发症。我国是早产儿人数最多的国家之一，为 117 万，仅次于印度，排在全球第二位，即在全世界每 100 个早产儿中，就有 7 个在中国。而在我国"二孩政策"全面放开以及 2021 年 7 月 21 日《国家医疗保障局办公室关于做好支持三孩政策生育保险工作的通知》（医保办发〔2021〕36 号）落地后，我国的高龄产妇增多，新生儿、早产儿数量大幅增加，早产儿的形势更加严峻。早产是新生儿发病和死亡的主要原因，早产儿皮肤薄嫩，皮下脂肪少，体温调节能力差，抵抗力极弱，呼吸、吞咽、吸吮能力不协调，各器官系统发育尚未成熟，容易发生多种与早产相关的疾病。这促使妇幼保健机构必须改变传统服务模式，更加强调产科与儿科合作。而我国围产医学发展较为缓慢，围产医学中心屈指可数，目前仅上海、广州等一线城市建立了围产医学中心，大多数城市特别是西部地区城市处于起步阶段，且没有统一的建设标准，制订围产医学中心建设标准势在必行。

依托中德"银发项目"，重庆市妇幼保健院引进德国马格德堡大学格哈德·乔尔奇教授及其团队指导围产医学中心建设工作（图2.5、图2.6）。在格哈德·乔尔奇教授的指导下，重庆市妇幼保健院于2019年初建成的围产医

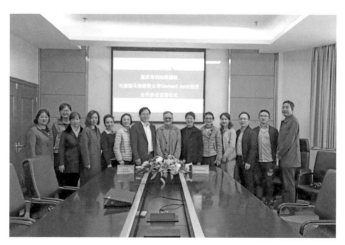

图2.5　重庆市妇幼保健院引进德国马格德堡大学格哈德·乔尔奇教授及其团队

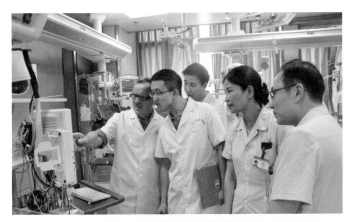

图 2.6　格哈德·乔尔奇教授在重庆市妇幼保健院指导新生儿科医师查房

学中心正式运行，这在重庆市乃至西部地区属于"先试先行"。

到目前为止，该围产医学中心运行有序，不仅有力地推动了围产临床诊疗技术的提升，而且极大地促进了围产学科的发展。为进一步起到带头示范作用，促进中西部地区围产医学的发展，2019 年，重庆市妇幼机构医联体在总结实践经验基础上，参照国家《危重孕产妇救治中心建设与管理指南》《危重新生儿救治中心建设与管理指南》等相关制度，制订了《"长莱会议"围产医学中心建设标准》（以下简称《标准》），并在 2019 年 10 月第二届"长江-莱茵河"新生儿围产期医学论坛上正式发布（图 2.7），这是重庆市首次发布围产医学中心建设标准。

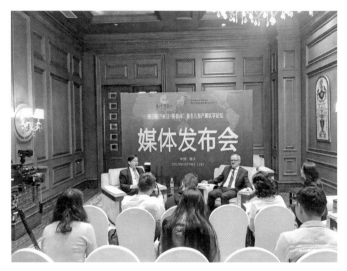

图 2.7　2019 年 10 月 10 日第二届"长江 – 莱茵河"
新生儿围产期医学论坛媒体发布会

2.2 _____制订过程中关注的重要问题

《标准》坚持"学科交叉、全面发展、国际交流、带动基层"的理念，把国际先进理念与国内实际紧密结合起来。主要体现在以下两个方面。

2.2.1 坚持国际理念与中国国情相结合原则，科学合理制定标准

德国是一个高度发达的国家，为欧洲四大经济体之一，社会保障体系完善，国民生活水平高，出生人口少，与我国截然相反。针对"二孩政策"的放开、三孩政策落地以及基层妇幼机构服务能力较弱的实际情况，《标准》将围产医学中心分为 3 个级别，即"Ⅰ级围产医学中心""Ⅱ级围产医学中心"和"Ⅲ级围产医学中心"。每个级别包含基本条件、组织管理、早产儿救治单元设置要求、服务能力 4 个部分，为综合性妇幼专科医院尤其是基层妇幼机构围产医学中心建设提供了重要依据。其中，"Ⅰ级围产医学中心"是指具有健全的医院管理制度、坚实的多学科诊疗基础和

明显的专业学科优势的医疗中心和教学基地，具备较强的医疗服务辐射力和影响力，能够承担复杂、少见、特殊的危重孕产妇和危重新生儿诊疗、医学人才培养及医学科学研究等工作。"Ⅱ级围产医学中心"是指能为孕产妇和新生儿提供标准化诊疗服务的区域性医疗中心，能够进行危重孕产妇和危重新生儿的救治，同时具备向"Ⅰ级围产医学中心"进行胎儿宫内转运、新生儿救治转运以及新生儿出院后随访管理的能力。"Ⅲ级围产医学中心"是指能为孕产妇和新生儿提供基本的、标准化的诊疗服务，拥有产科、儿科专业人员，配备基础设施设备的医疗机构。

2.2.2 突出国际合作交流，引进先进理念和技术，全面提升围产医学中心妇幼保健服务能力

围产医学起源于德国，20 世纪 80 年代初被引入中国。在制订《标准》时，重庆市妇幼保健院充分吸收和借鉴了德国围产医学中心建设标准，采用了其先进的管理理念和做法。在《标准》起草期间，该院与德国密切合作，携手共同举办了"长江 - 莱茵河"新生儿围产期医学论坛，并将德国围产诊疗技术、护理理念、感控管理等新技术新理念加入《标准》中。同时派员分批到德国围产医学中心进行访问与交流，深入实地进行考察和学习，以确保《标准》的权威性和适用性，从而提升围产医学中心妇幼保健服务能力的作用。

2.3_德国围产医学中心建设经验对中国围产医学中心的指导意义

　　德国从 20 世纪 60 年代出现零星的围产医学中心到 2006 年德国国家卫生部从法律层面对围产医学中心进行标准化的分级，中间经历了一个漫长的过程。而后产科和新生儿科这两个独立的科室开始尝试协同工作，并在长期的临床实践中不断优化合作流程，在学术会议中大力宣传该流程。同行之间以及医院之间相互学习交流，直到最终在整个学术界得到认可，并最终使得德国的危重产妇、新生儿、早产儿的整体救治率达到欧洲国家乃至世界顶尖级的水平。极高的早产儿救治率来自高质量的围产医学中心。统计数字显示，2018 年德国新生儿中 24~25 孕周的早产儿存活率达到 76.32%，26~29 孕周的早产儿存活率达到 95.77%（萨克森—安哈尔特州），这在发达国家也是非常高的。

　　德国围产医学中心标准经过将近半个世纪的临床实践、

流程优化，2006 年正式得到德国联邦卫生部下属的德国联邦联合委员会（Gemeinsamer Bundesausschuss，GBA）的认可，GBA 从法律的角度，严格限定了不同级别的围产医学中心救治不同孕周的早产儿。

德国自 20 世纪 70 年代兴起了新生儿科的新生儿重症监护病房（Neonatal Intensive Care Unit，NICU）和产房连接在一起的围产医学中心概念的工作模式，在那里所有低体重的新生儿都给予护理。格哈德·乔尔奇教授于 1977 年在明斯特大学担任医生时，早产儿尽管接受了重症监护治疗，但不到 1 500 g 的早产儿或死亡或出现严重的颅内出血。他是最早（1982 年）开始应用脉冲多普勒超声技术分析脑血流以预防脑出血的研究人员之一。呼吸机、配方奶粉、静脉内溶液成分和血气监测的技术进步，以及对早产儿未成熟生理学的更深入了解，使得这一时期的临床和医护人员十分重视儿科。从 1987 年起，格哈德·乔尔奇教授被提名直接从事德国表面活性剂（小牛灌洗）的临床研究。1998 年，格哈德·乔尔奇教授被马格德堡大学任命为儿童医院新生儿科、重症监护室和普通儿科主任。作为 1998—2001 年德国 — 奥地利 — 瑞士新生儿医学和小儿重症监护协会的会长，格哈德·乔尔奇教授努力说服他的同事、卫生部和保险机构，在德国制订了由 GBA 认可的围产医学中心质量标准。该标准自 2006 年 1 月 1 日实施以来一直在不断改进。

德国标准围产医学中心是这样运行的：德国的健康保险机构可以支付早产儿的所有治疗费用，但前提是治疗医院必须遵循严格的组织结构、工作流程和结果质量规则。这些围产医学中心标准包括：< 1 500 g/32 孕周以下的患者数量；每位患者的护士、助产士、新生儿科医生和妇产科医生的数量及技能、设备、部门的占用；分娩室与新生儿重症监护室之间的距离；放射学、超声波、实验室、微生物学、心理学家、社会工作者和物理治疗师等支持学科和支持人员的可用性。

工作流程有：对医院感染的监测，体温的维持，每周的围产期会议，病例讨论，产科医生关于即将分娩的每日报告，筛查监测以及出院后的随访。

结果参数是直至出院的死亡率和治疗期间的主要并发症，例如颅内出血、早产儿视网膜病变、支气管肺发育异常、脑室白细胞软化和气胸等。医院每年必须在其首页上公布早产婴儿的存活率和无重大并发症的早产婴儿的存活率。如果即将提早分娩，早产儿的父母和妇科医生可以选择最好的医院。由于费用由每家医院的保险机构承担，作为早产儿的父母不需要考虑花费，而只是比较医疗质量和便利性。

在过去的 15 年中，德国新生儿的存活率有所提高。现在 500 g/24 孕周的存活率超过 50%，并在 26 孕周内达到 90%。最好的省份的新生儿死亡率低至 1.5‰，该数据包括所有 22 孕周以下的早产儿。围产医学中心的概念已为德国公众以及健康专家所接受。德国是世界上生育率最低的国家之一，为 1.3~1.4，、但近年来有小幅增长，即使 2020 年的总生育率为 1.53，但都远低于 2.1 的人口置换率，因此，高质量的围产医学中心是避免人口减少所必需的途径。与此同时，高质量的围产手术期被认为是重要的国家目标。

据德国围产医学中心临床实践，即使是孕周 < 26 孕周或体重 < 800 g 的早产儿，通过最佳的围产期护理存活率也在 90% 以上。

此外，德国围产医学中心建设及运行中的另外一个经验就是围产医学中心的分级制度，即将围产医学中心按照标准划分级别，不同级别的围产医学中心救治、收治不同高危程度的孕产妇、早产儿。最高危的孕产妇及新生儿、早产儿只能在医疗质量最高级别的围产医学中心救治。严格的围产医学中心分级制度将每一级的围产医学中心优势资源发挥到最大化。德国 I 级标准围产医学中心是德国最高等级的围产医学中心，该级别的围产中心目前对体重

1 000 g 以下超低体重儿的救治率几乎达到 100%。

围产期监护质量、新生儿重症病房监护质量、医护人员的专业水平可以通过临床实践而不断提升，但是由于德国和中国医疗保健系统的管理和运行机制存在很多差异，所以不能简单地将德国的围产医学中心标准复制到中国。

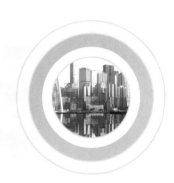

3

第3章

《重庆围产医学中心
建设标准》的制订特点

3.1 _____ 《标准》基本理念

随着《"健康中国 2030"规划纲要》的实施，国家对"生殖健康与人口发展、母婴安全与优生优育、出生缺陷与人口素质"等提出了新的要求。特别是三孩政策落地后，新生儿、早产儿数量极有可能大幅增加，加之我国围产医学发展较为缓慢，围产医学中心屈指可数，目前仅上海、广州等发达城市建立了围产医学中心，大多数城市特别是西部城市尚处于起步阶段，且没有统一的建设标准。制订《标准》的基本理念主要体现在：

一是引进"先进水平"，借鉴德国围产医学中心建设和管理方面的先进理念和丰富经验，同时结合我国国情，让围产医学中心建设落地。

二是助推围产医学学科发展，通过建立科学化、规范化的围产医学中心，强化围产理念的转变。强调多学科合作，由过去传统的"单打独斗"逐步转向"齐心协力"整合围产研究，融合开展真正具有重大科技含量、广泛社会影响的大项目研究。

三是更好地发挥带动区域妇幼医联体的作用，把各基层单位有条件建设的医疗机构覆盖进来，进一步扩大受众面，提升包括产前、产中和产后在内的整个围产期的区域联合带动作用，整合区域乃至全国的围产医学资源。

3.2 _____《标准》设计思路

　　2018 年，通过中德合作，重庆市妇幼保健院柔性引进了德国围产医学专家团队。首先，主要是开展临床诊疗技术合作。随后，德国专家逐渐将"围产医学中心"这一概念引入医院。在德国围产医学专家团队的指导下，2018 年底建成并正式运行实体化围产医学中心，这在重庆市乃至西部地区属于"先试先行"。本《标准》是在围产医学中心运行一年的基础上制订的，是对围产医学中心建设的经验总结，希望对国内医疗机构建设围产医学中心起到借鉴和参考作用。同时，为了进一步助推基层医疗单位围产医学学科的发展，《标准》将围产医学中心建设标准分为 3 个级别，即"Ⅰ级围产医学中心""Ⅱ级围产医学中心"和"Ⅲ级围产医学中心"，每个级别包含基本条件、组织管理、早产儿救治单元设置要求、服务能力 4 个部分，为基层妇幼机构围产医学中心建设提供了重要依据。

3.3 《标准》总体目标

　　《标准》旨在围绕怀孕、生育、养育等全周期围生过程，整合产前诊断、产科、新生儿科、儿童保健的学科优势，依托三级妇幼保健网络及妇幼保健专科联盟（医联体），打造一批集产前诊断、遗传与咨询、危重孕产妇早筛早治及规范化管理、胎儿宫内转运、新生儿尤其是超／极低出生体重儿救治转运、高危新生儿出院后随访的多学科交叉协作、区域上下联动的"Ⅰ级围产医学中心"平台。同时向下推开，在"Ⅰ级围产医学中心"的辐射和带动下，逐步形成一个覆盖面广、优势明显的区域围产医学中心网。

3.4　　　　　　　　　　　　　　　　　《标准》内容

　　重庆市妇幼保健院借鉴德国围产医学中心标准，并结合实践经验和实际运作情况，将把围产医学中心建设标准分为 3 个级别："I 级围产医学中心"是指具有健全的医院管理制度、坚实的多学科诊疗基础和明显的专业学科优势的三级甲等医疗中心和教学基地。它在医疗服务、科研教学、技术指导、预防保健 4 个方面起引领作用，具备较强的医疗服务辐射力和影响力，能够承担复杂、少见、特殊的危重孕产妇和危重新生儿诊疗、医学人才培养及医学科学研究等工作；"II 级围产医学中心"是指能为孕产妇和新生儿提供标准化诊疗服务的区域性二级甲等医疗中心。它能够进行危重孕产妇和危重新生儿的救治，并具备向"I 级围产医学中心"进行胎儿宫内转运、新生儿救治转运的能力，以及新生儿出院后随访管理的能力；"III 级围产医学中心"是指能为孕产妇和新生儿提供基本的、标准化的诊疗服务，拥有产科、儿科专业人员，配备基本设施设备的二级医疗机构。

　　每个级别均包含基本条件、组织管理、早产儿救治单元设置要求、服务能力 4 个部分，具体内容见表 3.1。

表 3.1　围产医学中心建设标准

级别	Ⅰ级围产医学中心	Ⅱ级围产医学中心	Ⅲ级围产医学中心
基本条件	1. 三级甲等医疗机构 2. 独立设置产科和新生儿科，产科床位数≥50张，新生儿科床位数≥50张，为省级危重孕产妇和新生儿救治中心 3. 具备救治胎龄<32周或出生体重<1 500 g早产儿（尤其是胎龄<28周或出生体重<1 000 g的早产儿）的条件和能力 4. 新生儿科设置新生儿重症监护病房，抢救用床位≥20张，其中围产医学中心早产儿救治单元床位≥6张（主要用于救治胎龄<28周或出生体重<1 000 g的早产儿） 5. 新生儿科、产科独立手术室急救绿色通道。新生儿出生后，院内转运至新生儿病房时间<5 min 6. 新生儿科和产科负责人具备正高级技术职称，医师中级技术职称以上技术职称≥40%，高级技术职称≥4人，护士长具备高级技术职称 7. 产房独立设置急诊手术间和新生儿复苏抢救转运设备（心肺监护仪、心电监护仪、输液泵、准注泵、血气分析仪、新生儿专用转运救护车、转运暖箱及转运呼吸机等） 8. 开设产科专科和新生儿专科门诊，能够开展孕前咨询、产前诊断、产后保健、产后康复等诊疗服务；规范开展危重孕产妇管理、新生儿疾病筛查、早期干预和高危儿随访 9. 具备承担国家级、省部级继续医学教育培训项目和国家级临床/基础科研项目的能力 10. 建有围产医学基础实验室和临床研究实验室	1. 二级甲等以上医疗机构 2. 独立设置产科和新生儿科（新生儿病区）、产科床位数≥30张，新生儿科（新生儿病区）床位数≥20张，为地市级以上危重孕产妇和新生儿救治中心 3. 新生儿科（新生儿病区）设置抢救床位≥5张，具备救治胎龄≥32周或出生体重≥1 500 g早产儿的条件和能力 4. 新生儿科（新生儿病区）、产科和危重孕产妇救治绿色通道。新生儿出生后，院内转运至新生儿病房时间<10 min 5. 新生儿科（新生儿病区）和产科负责人具备高级技术职称，医师中级以上技术职称≥30%，高级技术职称≥2人，护士长具备中级以上技术职称 6. 配备床旁X光机、床旁超声检查仪、血气分析仪等能满足危重新生儿救治需求的设备 7. 产房独立设置急诊手术间，实施24小时温、湿度监测；配置新生儿复苏设备 8. 开设产科专科门诊和新生儿专科门诊，开展孕前咨询、产前诊断、产后保健、产后康复诊疗服务；能够规范开展危重孕产妇诊治、新生儿疾病筛查和高危儿随访 9. 具备承担省级继续医学教育培育训项目和省市级临床/基础研究项目的能力	1. 二级以上医疗机构 2. 独立设置产科，产科床位数≥10张 3. 具备对胎龄≥35周或出生体重≥2 000 g新生儿初步救治的条件和能力

组织管理		
	1. 成立以医院业务院长为组长、相关职能部门、临床、医技科室负责人为成员的围产医学中心领导小组，各级各类人员职责明确	1. 成立以医院业务院长为组长，相关职能部门、临床、医技科室负责人为成员的围产医学中心领导小组，各级各类人员职责明确
	2. 成立以产科、新生儿科骨干医师为主体，围产医学中心专家组	2. 成立以产科和新生儿科（新生儿病区）骨干医师为专业主体，围产诊疗相关专业医师为依托的围产医学中心专家组
	3. 建立健全保证孕产妇、新生儿救治质量和安全的相关管理制度以及各级各类人员岗位职责并遵照执行	3. 建立健全保证孕产妇和新生儿救治质量和安全的相关管理制度、各级各类人员岗位职责并遵照执行
	4. 建立多学科诊疗（MDT）、会诊及疑难危重病例讨论等制度并遵照执行	4. 建立多学科诊疗（MDT）、会诊、双向转诊及胎儿宫内转诊等制度并遵照执行
	5. 依据《危重孕产妇救治与管理指南》《危重新生儿救治与管理指南》制订各类危重孕产妇和危重新生儿的救治预案	5. 依据《危重孕产妇救治与管理指南》《危重新生儿救治与管理指南》制订各类危重孕产妇和危重新生儿的救治预案
	6. 定期开展危重孕产妇（包括超/极低出生体重儿在内的危重新生儿相当危重程度病例的多学科讨论，梳理危重孕产妇和危重新生儿救治方面存在的管理问题、技术问题，完善诊疗流程、方案和管理制度	6. 定期开展危重孕产妇、危重新生儿病例的多学科讨论，梳理危重孕产妇、危重新生儿救治和转诊工作中存在的管理问题、技术问题，完善诊疗预案和管理制度
	7. 建立健全专人负责随访管理制度，对危重孕产妇和危重新生儿进行住院登记及随访登记	7. 建立健全专人负责随访管理制度，对危重孕产妇和危重新生儿进行住院登记及随访登记

续表

级别	I级围产医学中心	II级围产医学中心	III级围产医学中心
早产儿救治单元设置要求	1. 具备救治胎龄＜28周或出生体重＜1000g早产儿的能力 2. 早产儿救治单元床位≥6张，每床需配备如下设备：多功能暖箱（兼具辐射台和暖箱功能）、有创呼吸机（具备高频模式）、无创呼吸机、加温湿化高流量氧疗设备、心电监护仪等 3. 拥有经过专业培训的护理团队。具有5年以上新生儿重症监护病房工作经验或接受过重症监护护理培训的护士≥40%，床护比≥1：3 4. 能够开展新生儿微量血实验室检查（微量血血气分析、微量血生化检验等）、无创或微创生命指标监测（无创血流动力学监测、组织氧监测及经皮氧分压、二氧化碳分压监测等）	—	—

1. 具备临床Ⅰ级或Ⅱ级围产医学中心的能力
2. 有专职儿科医师负责新生儿的临床诊疗，可进行新生儿评估及其出生后护理。健康新生儿评估及有出生后护理、生命体征平稳的轻度外观畸形或病理性的足月新生儿的护理和病理新生儿观察，需要转运的病情稳定病情等
3. 医疗机构可与其他医院新生儿科签订合作协议，保证24小时随时参与相关工作
4. 产科具备开展正常分娩接产、产钳助产、产程中转剖宫产所必须的资质和能力，可以正确实施产后出血的、二级急救，出血性休克、羊水栓塞等危重症并发症处理的初步急救服务

1. 提供24小时医学影像检查诊断服务，实现母婴同室
2. 建有亲母母乳库，实现母乳喂养
3. 开展早产儿康复治疗的条件和技术能力
4. 新生儿（新生儿病区）能够开展新生儿复苏、人工气道管理（CPAP）或不短于72小时的常频机械通气、给氧、蓝光治疗、无创生理功能监护、床旁超声、全氧疗、听力筛查、肺表面活性物质应用、床旁X光等诊疗技术
5. 开展孕产妇妊娠风险评估，对孕产妇进行分级分类管理，加强高危孕产妇管理
6. 产科具备对孕期严重产重合并症、针对母体产前出血性疾病、重度子痫前期、重度心功能衰竭、羊水栓塞、肩难产、产后发症以及脐带脱垂、胎儿宫内窘迫等产时，严重产后出血、羊水栓塞、肩难产、产后发症以及脐带脱垂、胎儿宫内窘迫等产时，紧急剖宫产自决定手术起至胎儿娩出时间（DDI）<30 min
7. 对住院新生儿实施全程、连续、动态的医院感染监测

1. 提供24小时医学影像检查诊断服务
2. 开展新生儿遗传代谢病质谱学筛查
3. 建有亲母母乳库及捐赠母乳库/极低出生体重儿母乳喂养需求
4. 开展出生体重<1500g早产儿自出院起至2周岁的神经系统随访服务，具备早产儿康复治疗的条件和技术能力
5. 新生儿科能够开展新生儿复苏、一氧化氮（NO）吸入治疗、机械通气和安全给药、早产儿视网膜病变（ROP）诊疗、电复律与心脏除颤、腹膜透析、连续血液净化、亚低温治疗、连续血液动力学监测、深静脉置管、动脉置管、床旁超声、床旁X光、MRI检查等诊疗技术，康复诊疗，床旁超声等诊疗技术
6. 开展孕产妇筛查和评估，对孕产妇进行分级分类管理，加强高危孕产妇管理

服务

7. 产科具备对孕威胁母儿生命安全和母儿致命的疾病的识别、处理能力。针对母体产前出血性疾病、重度子痫前期、重度妊娠剧吐、妊娠期肝内胆汁淤积、妊娠期急性脂肪肝、糖尿病酮症酸中毒、重度子痫、羊水栓塞、严重产后出血、子宫内翻、胎儿水肿、胎儿心衰迫、脐带脱垂，紧急剖宫产自决定手术起至胎儿娩出时间（DDI）<15 min

能力

8. 医院设有小儿外科等起至胎儿娩出时间签订24小时随时参与围产医学中心工作
9. 医院应有小儿神经、人类遗传学等专业技术人员或与其他医院签订合作协议，保证正在工作日8小时内参与会诊，动态的医院
10. 具备对出生体重<1500g新生儿远程监测（有医院感染监测系统）及管理能力
11. 新生儿科具备有效接收、及时分诊和妥善处置的能力；能够提供双向转诊及远程会诊服务

47

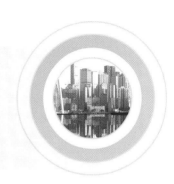

4

第4章
《重庆围产医学中心建设标准》的内容解读

4.1 _____ 基本条件

《标准》第一节第 1 条、第 2 条指出 I 级围产医学中心应具有:

三级甲等医疗机构。独立设置产科和新生儿科,产科床位数 ≥ 50 张、新生儿科床位数 ≥ 50 张,为省级危重孕产妇和危重新生儿救治中心。

一、新生儿科

I 级围产医学中心的新生儿科应为省级或与之相当的区域性危重新生儿救治中心,需具备较强的早产儿综合救治能力和危重新生儿重症救治能力。2015 年,中国医师协会新生儿科医师分会发布了《中国新生儿病房分级建设与管理指南(建议案)》。该方案结合国际经验,并根据我国国情及国内新生儿学科发展状况,按照能够提供的有效技术服务项目水平以及可以安全服务的新生儿病情复杂和严重程度，对新生儿病房进行了分级定义。

根据新生儿病房的技术水平及服务能力，级别由低到高分为：

Ⅰ级新生儿病房，具备对健康新生儿的护理和高危儿的观察能力；

Ⅱ级新生儿病房，具备对未发生器官功能障碍的普通病理新生儿的诊疗护理能力。根据其是否具有短时间辅助通气的技术条件和能力分为 a 和 b 两等；

Ⅲ级新生儿病房为 NICU，其中Ⅲ级 a 等主要任务为重症的内科治疗、小型外科诊疗，以及 < 32 周胎龄出生的极早产儿管理，Ⅲ级 b 等为重症的全面的内科专科诊断治疗、大中型外科手术和除体外膜肺以外的所有器官替代治疗，Ⅲ级 c 等为体外循环下的心脏手术和体外膜肺治疗。

2018 年，国家卫生健康委员会（原国家卫生和计划生育委员会）发布了《危重新生儿救治中心建设与管理指南》，从 NICU 建设和管理的系统性、高技术性和规范性出发，按照服务能力的基本要求将危重新生儿救治中心分为省（区、市）、市（地、州）、县（市、区）三级。分别从区域组织管理、机构管理、业务管理、监督管理等方面作出了明确的指导，以进一步促进我国危重新生儿救治中心工作标准化、规范化和科学化。

　　为了衔接与适应国内现行的新生儿病房、危重新生儿救治中心建设和管理模式，本《标准》，充分借鉴和参考了《中国新生儿病房分级建设与管理指南（建议案）》和《危重新生儿救治中心建设与管理指南》。定义：Ⅰ级围产医学中心新生儿科的人员配备、设施建设、设备配置、技术项目、支撑条件应达到《中国新生儿病房分级建设与管理指南（建议案）》中Ⅲ级 b 等新生儿病房的要求；Ⅱ级围产医学中心新生儿科的人员配备、设施建设、设备配置、技术项目、支撑条件应达到《中国新生儿病房分级建设与管理指南（建议案）》中Ⅱ级 b 等新生儿病房的要求；Ⅲ级围产医学中心新生儿科的人员配备、设施建设、设备配置、技术项目、支撑条件应达到《中国新生儿病房分级建设与管理指南（建议案）》中Ⅰ级新生儿病房的要求。

　　《危重新生儿救治中心建设与管理指南》指出，对于危重新生儿救治中心服务能力层级需满足抢救床 ≥ 20 张，总床位 ≥ 50 张，我们认为这也是Ⅰ级围产医学中心的基础条件。同时，作为Ⅰ级围产医学中心，必须同时满足省级危重孕产妇救治中心和省级危重新生儿救治中心这两个必要条件，只有这样才能保证对危重新生儿特别是超早产儿的综合救治。

二、产科

"妇产科学"作为临床二级学科,其最基本的传统分支学科包括妇科和产科。围产医学是在此专科分类的基础上,将产科学和儿科学进行有机整合,结合遗传学、免疫学、分子生物学等学科打造的交叉跨界学科。同时,围产医学和产科、儿科相比又是一个有着特定对象和目标的独立学科。因此,从妇产科中独立发展的产科专业是建设围产医学中心的最基本条件之一。

根据国家卫生健康委员会 2018 年 1 月印发的《危重孕产妇救治中心建设与管理指南》和《危重新生儿救治中心建设与管理指南》的要求,"省级应当建立若干危重孕产妇及危重新生儿救治中心"。而省级危重孕产妇救治中心则代表该机构病理产科临床综合服务能力,是产科以及相关交叉学科(ICU、麻醉、新生儿、临床检验和输血)对危重疑难病例救治水平在其所处区域卓越地位的体现。但是作为 I 级标准的围产医学中心,配备强大的产科与新生儿科团队只是必要条件,并不是充分条件。要达到 I 级标准的围产医学中心的要求,还必须将产科和新生儿科充分交叉融合,做到"无缝连接"。危重孕产妇救治中心要求产科的最低配备是 40 张床位,年分娩量不低于 4 000 例。建设 I 级围产医学中心必须有充足的床位留给需要较长住院日的远离足月的病理妊娠患者，还要考虑到需要胎儿医学技术宫内干预的病例。据此，结合一般产科平均住院日计算，产科床位 ≥ 50 张，是保证机构满足危重孕产妇救治需要和年分娩量维持在 4 000 例以上的最低要求，也是反映中心能力的客观指标之一。

《标准》第一节第 3 条指出 I 级围产医学中心应具有：

具备救治胎龄 < 32 周或出生体重 < 1 500 g 早产儿（尤其是胎龄 < 28 周或出生体重 < 1 000 g 的早产儿）的条件和能力。

作为 I 级围产医学中心，其救治能力应覆盖所有胎龄 <32周或出生体重<1 500 g早产儿。特别针对胎龄 < 28周或出生体重<1 000 g的超早产儿，I 级围产医学中心应该具有稳定而成熟的救治模式和技术条件，以及配备超早产儿专用的设备。实行包括围产期多学科管理、产前新生儿科会诊、分娩时的稳定或过渡、院内从分娩现场到 NICU 的安全转运、NICU 的系统化治疗，以及出院后的随访管理等全流程规范化的管理制度。针对超早产儿的综合救治，只有形成了规范和系统的体系，才能最大限度地保障救治成功率和生存质量。

《标准》第一节第 4 条指出 I 级围产医学中心应具有：

新生儿科设置新生儿重症监护病房，抢救床位 ≥ 20 张，其中围产医学中心早产儿救治单元床位 ≥ 6 张（主要用于救治胎龄 < 28 周或出生体重 < 1 000 g 的早产儿）。

国家卫生健康委员会于 2018 年 1 月发布了《危重新生儿救治中心建设与管理指南》，对省级危重新生儿救治中心的床位数作出了明确规定，要求抢救床位 ≥ 20 张，总床位 ≥ 50 张。由于 I 级围产医学中心的新生儿科同时也是省级危重新生儿救治中心，故抢救床位 ≥ 20 张应作为基本条件。

WHO 对早产儿作出如下分类定义，即胎龄 32~37 周的早产儿为中期或晚期早产儿（Moderate or Late Preterm），占比约为 84%；胎龄 28~32 周的早产儿为极早产儿（Very Preterm），占比约为 10.5%；胎龄 22~28 周的早产儿为超早产儿（Extremely Preterm），占比约为 5.5%。

经过几十年的发展，国内的新生儿医学得到了长足发展，NICU 救治水平不断提升，部分发达地区 5 岁以下儿童死亡率及新生儿死亡率已达到发达国家水平。但是在超早产儿特别是胎龄 26 周以下者救治成功率和生存质量方面，与发达国家还有较大的差距 (表 4.1、表 4.2)。

表 4.1　中国不同胎龄超早产儿存活率

胎龄 / 周	$27^{0/7} \sim$ $27^{6/7}$	$26^{0/7} \sim$ $26^{6/7}$	$25^{0/7} \sim$ $25^{6/7}$	$24^{0/7} \sim$ $24^{6/7}$	$23^{0/7} \sim$ $23^{6/7}$	$< 23^{0/7}$
存活率 /%	87.4	76.5	21.6	5.3	0.2	0

（数据来源：复旦大学儿科医院陈超教授，2017 年第一届重庆新生儿医学论坛）

表 4.2　德国 2017 年不同胎龄超早产儿存活率

胎龄 / 周	$27^{0/7} \sim$ $27^{6/7}$	$26^{0/7} \sim$ $26^{6/7}$	$25^{0/7} \sim$ $25^{6/7}$	$24^{0/7} \sim$ $24^{6/7}$	$23^{0/7} \sim$ $23^{6/7}$	$22^{0/7} \sim$ $22^{6/7}$
存活率 /%	95	93	85	80	67	16

（数据来源：德国马格德堡大学儿童医院格哈德·乔尔奇教授）

　　从表 4.1 和表 4.2 的对比中可知，我国和西方发达国家在超早产儿救治存活率方面的差距主要集中在胎龄 26 周以下的超早产儿阶段，进一步提高对 26 周及以下超早产儿的救治成功率和生存质量，是当下工作的重点和难点。我们设立 I 级围产医学中心的初衷主要是为了进一步提高超早产儿的围产期管理水平，不断加强和深化产科、儿科以及同围产相关的众多学科之间的交流与协作，力争将超早产儿的救治成功率和远期生存质量提升到国际先进水平。我们借鉴了德国经验，提出在新生儿重症监护病区中设置独立的病室或病区，专门用于救治胎龄 < 28 周或出生体重 < 1 000 g 的早产儿，其中重点是 26 周以下的超早产儿，该病室或病区同其余的危重新生儿病室或病区不交叉，这

样的救治单元我们称为围产医学中心早产儿救治单元，要求床位≥6张。对于入住早产儿救治单元的早产儿，当其生命体征逐渐稳定，胎龄和体重逐渐增大，经评估后需从早产儿救治单元床位转出至普通早产儿床位或家庭病房床位，以实现早产儿救治单元床位的动态轮替，满足每一位超早产儿生命早期救治的需要。按照设置围产医学中心早产儿救治单元床位6张，平均每例超早产儿在早产儿救治单元床位入住时间为3周，早产儿救治单元每年大约可满足100例胎龄＜28周或出生体重＜1 000 g早产儿的救治需求，因此我们认为要求围产医学中心早产儿救治单元保证至少6张治疗床位的安排是合理的。

《标准》第一节第6条指出Ⅰ级围产医学中心应具有：

新生儿科和产科负责人具备正高级技术职称。医师中级以上技术职称＞40%，高级技术职称＞4人。护士长具备高级技术职称。

一、新生儿科医师

围产医学中心新生儿科负责人应为新生儿专业的学科带头人，能够追踪围产、医学、新生儿医学的前沿技术及研究动向，不断推进学科建设及发展。《中国新生儿病房分级建设与管理指南（建议案）》要求Ⅲ级 b 等及以上新生儿病房学科带头人应具备正高级技术职称，同时，医师团队中副高级技术职称以上≥ 4 人，中级以上技术职称医师＞ 40%。我们参照此标准，制定了 I 级围产医学中心新生儿科人员配备要求。一方面是基于围产医学中心正常运行的客观需要，另一方面，良好的医师职称及年龄结构，有利于新生儿学科的长远发展。

护理工作在 I 级围产医学中心新生儿病房中具有重要的作用，优秀的护理团队是救治胎龄＜ 28 周或出生体重＜ 1 000 g 早产儿的必要保证。因此， I 级围产医学中心对护士长也有较高的要求，需具备高级技术职称，高于《中国新生儿病房分级建设与管理指南（建议案）》中对Ⅲ级新生儿病房护士长专业技术职称的要求。 I 级围产医学中心新生儿科护士长能够带领护理团队开展高风险的护理技术，提供高质量、精细化、人性化的新生儿护理。

新生儿学科由于自身发展的需要，已逐渐呈现出细分专业发展的趋势，包括呼吸、循环、感染、营养、代谢、神经、发育、康复等方向。同时，现代的新生儿重症监护病房对医生及护士技术能力要求也越来越高，包括需熟练掌握新生儿复苏技术、人工气道建立与管理、机械通气和安全氧疗技术、中心导管置管术、各种穿刺技术、生命监测及器官替代治疗技术、床旁超声检查技术等。因此，I级围产医学中心的新生儿科应该在各个亚专业领域都有相应的人员安排和建设规划，以保证学科的持续发展和进步，为持续提升新生儿领域的综合医疗、护理、科研及教学水平打下坚实的基础。

二、产科医师

产科和新生儿科在围产医学中心的搭建中是两大支柱，都不可或缺。I级标准的围产医学中心对产科儿科的要求均高于国家卫健委印发的危重孕产妇和危重新生儿救治中心。产科的负责人，也就是学科带头人必须具有跨学科的眼界和创新能力，以及精湛的专业技能、游刃有余的团队协作与协调能力。因此，正高级专业技术职称也只是最基本的条件之一。作为具备相当区域救治覆盖能力的I级围产医学中心，其负责人还必须在该区域内有较高的学术地位和公认的团队实力。

按照现代产科的分类，产科专业下可以分为普通产科、母体医学、胎儿医学3个大的亚专业，而且随着规模的扩大，专业病种分类数量更是远远超过这3个亚专业。仅以母体医学为例，涉及的就有胎盘种植异常（胎盘植入、前置胎盘）、宫颈机能不全、妊娠期高血压疾病、妊娠期糖尿病、妊娠期肝内的胆汁淤积等10余项。因此包括学科带头人在内有 4 名以上高级职称医生，是能够满足每个亚专科配置至少 1 名高级职称的团队领头人的最低配置。实际工作中一个运转良好的 I 级围产医学中心仅有 4 名优秀的高级职称产科医生是不够的，只能满足框架结构的搭建。同理，产科团队中要求 > 40% 为中级以上职称的医师，这也是为了满足工作顺畅进行的需要。

疾病"三分治疗、七分护理"，围产医学中心面对的相当一部分人并不是病患，而是担负着整个家族希望的孕产妇和新生儿，产科的护理工作对孕产妇和新生儿的心理照护和身体康复极为重要。同时，护士长是一个科室的"管家"，是同医院各个行政、临床、医技、后勤等部门沟通工作的主要负责人；在危重病人抢救中和抢救后，又是护理康复等领头人，该岗位的重要性无须赘述，副高职称及以上也是必不可少的条件。根据国家卫生健康委员会 2018 年 1 月印发的《危重孕产妇救治中心建设与管理指南》和《危重新生儿救治中心建设与管理指南》要求，"省级应当建立若干危重孕产妇及危重新生儿救治中心"。而省级危重孕产妇救治中心则代表该机构病理产科临床综合服务能力，是产科以及相关交叉学科（ICU、麻醉、新生儿、临床检验和输血）对危重疑难病例救治水平在其所处区域的水平体现。

《标准》第一节第 7 条指出 I 级围产医学中心应具有：

产房独立设置急诊手术间和新生儿复苏室，实施24 小时温、湿度监测；配置新生儿复苏和转运设备（心电监护仪、输液泵、推注泵、血气分析仪、新生儿专用转运救护车、转运暖箱及转运呼吸机等）。

一、围产医学中心产房建筑布局及设施设备

产房的建设和管理是建设 I 级围产医学中心的关键环节，我国传统的产房没有急诊剖宫产手术间和新生儿复苏室，且产房、手术室、新生儿科通常不在同一层楼，急诊手术需将产妇转运至手术室实施手术，新生儿娩出经复苏后再转运到新生儿科进一步治疗，转运流程较为复杂，耗时长，对早产儿的救治极为不利。因此，作为 I 级围产医学中心的产房，在传统产房设置的基础上，设置独立的急诊剖宫产手术间和新生儿复苏室，相邻而建、有门相通，为早产儿的救治争取黄金时间。

格哈德·乔尔奇教授在谈到"围产医学中心"的概念时，强调更多的是实在的、以实体为主支撑诊疗开展的中心，更加强调了空间结构和医疗业务的融合和不可分割。他提到了围产医学中心需要注意的每一个环节，从空间设备到制度规范，需要产科和新生儿科的密切配合。如德国的大多数围产医学中心，产房紧急剖宫产手术间与新生儿

复苏室都是相邻设计，一墙之隔，推门而入。同时新生儿复苏室旁建有新生儿手术室，出生后需要立即行外科手术的新生儿，在新生儿断脐、复苏、病情稳定后可立即开展新生儿外科手术，极大地方便了超早产儿及危重新生儿的救治。

　　因此，我们着力于产房环境改建，在产房规划建设新生儿复苏室。经过院领导、产科、新生儿科、信息科、后勤保障科的反复现场勘察，决定将产房的新生儿复苏室建在产房急诊手术间的斜对面，直线距离约 5 m，从产房紧急剖宫产手术间到新生儿复苏室，转运新生儿的时间可以在 10 s 内完成。如果是新建医院，在规划时一定要考虑 I 级围产医学中心产房的建设要求并优化建设方案，将产房内的急诊剖宫产手术间和新生儿复苏室相邻而建，有门相通，这样的建设布局更有利于早产儿抢救。

　　产房急诊剖宫产手术间（图 4.1）需配备中心供氧装置、中心负压吸引装置、手术床、无影灯、麻醉呼吸机、心电监护仪、输液泵、推注泵、除颤仪、成人气管插管物品、多功能辐射台、空氧混合仪、新生儿 T- 组合复苏器以及其他抢救设备。

　　产房新生儿复苏室（图 4.2）需要配备新生儿复苏及转运单元 2 个（图 4.3）、新生儿复苏常用药品，并确保新生儿出生后，能及时地院内转运至新生儿病房。

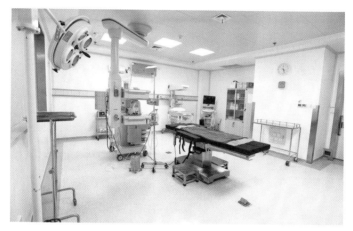

图 4.1　重庆市妇幼保健院改造后的产房紧急剖宫产手术间实现 5 min 紧急剖宫产

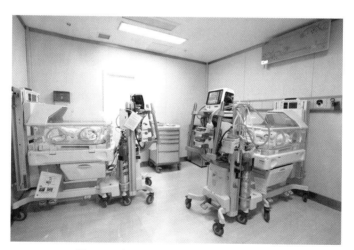

图 4.2　重庆市妇幼保健院产房早产儿独立复苏间

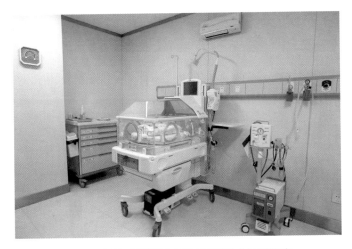

图 4.3　重庆市妇幼保健院拥有国内首台新生儿院内转运车

　　产房紧急剖宫产手术间及新生儿复苏室的所有急救设施、设备，包括工作电脑均处于应急备用状态。复苏时低体温是新生儿尤其早产儿死亡和严重并发症发生的主要危险因素。维持早产儿由宫内到宫外体温稳定，降低低体温发生，是减少早产儿死亡和并发症的关键环节。因此做好产房环境温度管理，对提高超早产、极早产儿的救治成功率至关重要。产房应有调温、控湿设备，每日监测温度湿度变化，并做好记录。同时，根据出生体重不同的早产儿，复苏时对室温的要求也不一样。复苏极早产儿、超早产儿时，环境温度维持在 28 ~ 30 ℃，湿度以 50% ~ 60% 为宜，辐射台温度保持在 32 ~ 34 ℃。目前国内绝大部分医院都有中央空调，冬季控制室温相对容易，但在春、夏、秋这 3 个季节，室温不是很好控制，建议在春、夏、秋这几个季节，可使用暖风机提升室温。同时保持门窗关闭、杜绝空气对流，胎儿娩出前将转运箱、暖箱、毛巾、浴巾等接触早产儿的设备和物品全部预热（图 4.4—图 4.6）。

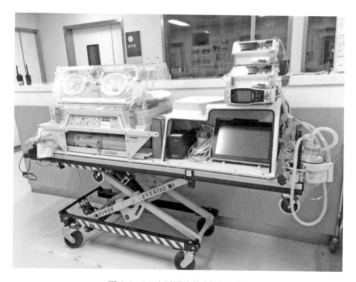

图 4.4　24 小时预热状态转运暖箱

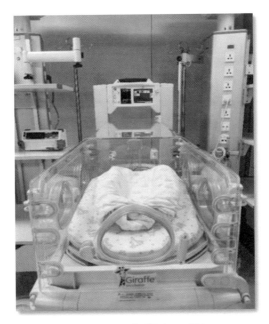

图 4.5　预热暖箱（36.5 ℃）

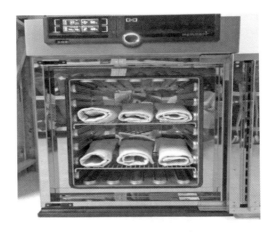

图 4.6　预热衣物（45 ℃）

二、转变理念，共促发展

要建好 I 级围产医学中心，除了建筑布局和设施设备外，更重要的是转变医务人员的观念和理念。在四五十年前的德国，大部分医院的产科、儿科与我国现状一致，是分开的两个独立科室。后来经过几十年围产医学中心的探索与实践，发现产房和新生儿科的 NICU 连接在一起的围产医学中心工作模式更有利于早产儿救治。基于德国围产医学中心的工作模式和理念，建设 I 级围产医学中心，产科儿科须同步发展，产科医生和新生儿科医生、助产士、护士应树立生命第一、以患者家庭最大利益为出发点的信念，尽我们所能为广大孕产妇及家庭服务，这也是我们致力于建设围产医学中心的初衷。

为提高极早产儿、超早产儿的救治成功率，对于胎龄 < 32 周、估计胎儿体重 < 1 500 g、严重胎儿窘迫、脐带脱垂、子宫破裂、胎盘早剥等情况可在产房实施剖宫产。

产房紧急剖宫产必须由产房副主任医师决定，助产士接到指令后，应在 5 min 内完成术前准备及手术间的准备，并配合医生洗手上台，完成剖宫产洗手护士工作，台下还需 1 名助产士做好巡回护士工作，2 名助产士协助儿科医生完成新生儿复苏。围产医学中心运行初期，大部分产科儿科医务人员不能理解对早产儿的剖宫产为什么一定要在产房实施，他们认为在产房实施剖宫产，医务人员对仪器设备的使用不熟练，助产士对手术的配合不娴熟，可能会增加母婴风险。医院多次安排围产医学中心相关人员先后去德国柏林、马格德堡等地参观学习，借鉴德国围产医学中心的先进理念及成功经验，产科儿科、手术室医务人员逐渐消除顾虑，围产医学中心产科儿科一家的理念从此植根于每个人心中。同时院领导、医务科、护理部组织围产医学中心相关科室人员多次讨论，认真分析各个环节存在的问题，并积极整改，围产医学中心顺利运行。

三、健全制度流程与安全管理目标

产科、新生儿科、手术室应根据国家层面相关法律法规、《三级妇幼保健院评审标准实施细则》和围产医学中心相关要求，结合本院实际，共同制订围产医学中心相关制度流程，如胎儿、早产儿会诊制度、紧急剖宫产制度与流程、危重孕产妇抢救制度与流程、新生儿抢救制度、新生儿复苏流程、新生儿体温管理制度与流程、早产儿转运制度及流程、超早产儿床旁复苏和延迟脐带结扎流程、MDT 讨论制度与流程。有了健全的制度与流程，才能保障新生儿救治工作顺利开展。

同时，建立产房质量与安全管理目标，才能更好地把控产房管理质量与助产质量。对于 I 级围产医学中心的产房质量管理，我们的安全管理目标更高，要求达到剖宫产率＜40%，产后出血率＜5%，会阴侧切率＜30%，阴道助产率2%～5%，阴道分娩中转剖宫产率＜5%，新生儿窒息率＜3%。

四、产房助产士人力配置及核心能力

虽然有了制度和流程，但在围产医学中心运行早期，这些制度和流程运行并不顺畅。产房急诊手术间的使用频率很低，本该在产房做剖宫产的，仍然在手术室完成。医务人员有各种顾虑，担心在产房手术麻醉效果不理想，担心产后出血抢救跟不上，担心助产人员不够，担心助产士对手术配合不熟练等。为此，产房增加了人员配置，保障围产医学中心工作顺利开展。

待产床、产床与助产士配比应符合国家三级甲等妇幼保健院要求。每张待产床至少配2名助产士，每张产床配3名助产士，同时产房急诊剖宫产手术间、新生儿复苏室需增加助产士3～5名，以保障临床工作需要。除此之外，还应该根据产房接产量、催引产人次及产房床位设置等，适当增加助产士储备，保证待产室、产房及急诊手术间的岗位设置和合理的层级搭配。

助产士是产房的核心，助产士数量及核心能力与早产儿救治成功率息息相关。筑牢培训，提高助产士核心能力，

做好围产医学中心建设，提高早产儿救治成功率，助产士培训是必不可少的。只有通过培训演练，才能提高助产士的核心能力，才能保障母婴安全。

科室要以助产士核心胜任力为依据，制订并落实助产士继续教育培训计划；制订高危孕产妇识别与救治技术的培训计划和方案，助产人员培训覆盖率100%；对新上岗助产士需进行新生儿复苏培训，考核合格后方可上岗；对全体助产士每年至少开展1～2次新生儿复苏培训与考核；为进一步提高对紧急剖宫产手术的配合度，需将助产士分批次派往手术室学习培训1～3个月，以熟练掌握剖宫产手术洗手护士及巡回护士工作。在助产士人力资源不足的情况下，产房开展紧急剖宫产，也可安排手术室的护士支援。

助产士必须具备扎实的理论基础、过硬的专业技能、综合判断和评判性思维能力。具备娴熟的助产接生及新生儿复苏技术（包括气管插管），具备对母体产前出血性疾病、重度子痫前期、重度妊娠期肝内胆汁淤积、妊娠合并心功能衰竭、羊水栓塞、肩难产、产后出血、子宫内翻、严重软产道裂伤等产时、产后并发症以及脐带脱垂、胎儿宫内窘迫等应急处置能力。

助产士还应熟练掌握孕产妇及新生儿并发症的预防及处理技术。如产科急危重症的早期识别，各种催、引产术的技术、方法和并发症的处理，难产识别及紧急处理，产程中母婴监测技术，如阴道检查、胎心监护、羊水异常的识别等，软产道损伤处理技术，产后出血预防、诊断、鉴别诊断，正确测量及估计出血量的方法及处理，新生儿危险因素识别、紧急处理，消毒和隔离技术及预防艾滋病、乙肝和梅毒母婴传播技术。

助产士还需要熟练掌握产房急诊剖宫产手术间、新生儿复苏室设施设备的使用方法及保养维护方法，掌握产房常用药品及急救药品的用法用量及副反应，积极参与围产诊疗、会诊、MDT及危重病例讨论，参与产房质量管理活动。

围产医学中心定期开展紧急剖宫产、肩难产、严重产后出血、羊水栓塞、新生儿复苏、早产儿转运等应急演练，不断提高医护人员安全意识及急诊急救能力。

产房应该为广大孕产妇提供安全舒适的助产服务，每例分娩必须有2名以上助产人员在场，高危妊娠分娩时必须有产科医师和新生儿科医师在场，且在场人员中至少有1位医务人员熟练掌握新生儿插管技术。对于＜32周或严重胎儿窘迫或其他高危妊娠的分娩现场，必须有新生儿科主治医师及以上职称的医生指导或实施新生儿复苏。产房还需1名麻醉科医生（工作3年以上住院医师）常驻产房，实施分娩镇痛和紧急剖宫产。同时有 1 名住院总医生、1 名高年资儿科医生常驻产房，保障孕产妇及新生儿安全。

五、I 级围产医学中心产房质量控制

产房质量管理是围产医学中心建设的重要环节。产房要建立分娩风险管理和预警制度，制订分娩风险防范的相关制度及分娩相关的各种诊疗常规，有明确的质量安全指标，有产房的质量与安全管理制度。定期召开医疗护理质量安全会议，确保助产技术安全、有效、适宜。制订分娩质量监控和持续改进方案并落实。科室每月对方案执行和制度落实进行考核评价，对考核结果进行分析，并提出改进措施。

产房需 1 名副高及以上职称的医生主管产房质量，同时成立以科主任、护士长与临床医护人员组成的护理质量与安全管理小组，如分娩质量管理小组、产后出血质量控制小组、新生儿窒息质量控制小组、分娩并发症质量控制小组等，小组成员分工明确、职责清晰，能够合理运用质量管理工具进行质量管理与持续改进。

质量安全管理小组定期开展各项安全指标的院内抽查及科内自查，做好相关质量数据收集，及时、准确上报相关行政职能部门。每月召开质量与安全管理会议，总结早产儿救治、新生儿窒息、围产儿死亡、急危重症抢救质量等

关键指标，分析质量现状，提出整改措施并负责组织落实。加强产房安全隐患排查及不良事件监管，对不良事件进行全科讨论及成因分析，提出整改措施，并督促落实。

六、产房重点环节管理

针对围产医学中心建设产房重点环节，如新生儿、早产儿复苏、早产儿体温管理、早产儿转运管理等开展重点质控。

复苏极早产儿、超早产儿时，需要成立由儿科医生、产科医生、助产士组成的复苏团队，多学科协作，提高早产儿救治成功率。早产儿复苏时环境温度维持在 28 ~ 30 ℃，辐射台温度保持在 32 ~ 34 ℃，保持门窗关闭、杜绝空气对流，胎儿娩出前将毛巾、浴巾等接触早产儿的物品全部预热。

胎龄小于 32 周的早产儿娩出后，情况允许时给予≥60 s 延迟脐带结扎，不擦干身体，直接使用预热好的聚乙烯（塑料薄膜）包裹全身，露出颜面部以复苏，并戴帽子保暖，尽早提供呼吸末正压（Positive End Expiratory Pressure，PEEP）≥6 ~ 8 cm H_2O 无创呼吸支持。极低出生体重儿有肺表面活性物质使用指针时，采用 Lisa 微创方法，将对早产儿的伤害降到最低。产房复苏后使用新生儿转运生命支持系统（Griaffe Shuttle）将暖箱及早产儿通过专用通道转移至新生儿病房 NICU，助产士和新生儿病房护士交接时记录新生儿体温。早产儿复苏时，需动作轻柔，减少声音、光线等不良刺激，减少早产儿并发症的发生。制订超早产儿复苏流程及质量评价标准，定期督导检查，持续提高早产儿复苏质量。

Ⅱ级围产医学中心产房需独立设置急诊手术间，实施 24 小时温、湿度监测并配置新生儿复苏设备。Ⅱ级围产医学中心产房急诊手术间的建设及人员配置、能力要求等参照 I 级围产医学中心要求，无需设置新生儿复苏室。

Ⅲ级围产医学中心产房具备开展正常分娩接产、产钳助产、产程中转剖宫产的能力，具备对胎龄 ≥ 35 周或出生体重 ≥ 2 000 g 的新生儿初步救治的能力，不需配置紧急手术间及新生儿复苏室。

《标准》第一节第 8 条指出 I 级围产医学中心应具有：

开设产科专科门诊和新生儿专科门诊，能够开展孕前咨询、产前诊断、产后保健、产后康复等诊疗服务；规范开展危重孕产妇管理、新生儿疾病筛查、早期干预和高危儿随访。

一、新生儿科专科门诊

I 级围产医学中心建设的目的，一方面是为了提高超早产儿和危重新生儿的救治存活率；另一方面，则是为了提高他们今后的生存质量。超早产儿和危重新生儿有神经发育障碍及伤残发生的风险，新生儿科应对所有出院的高危儿进行定期的出院后随访及评估，以便及时发现体格、神经、心理发育的偏离及异常，进行早期干预或康复治疗，或是转移到专科进行进一步的诊断及治疗。重庆市妇幼保健院新生儿科现行的早产儿随访一共包含7次，半岁前每月1次，纠正1岁龄时1次。如有早产儿生长发育异常明显，会根据情况多随访1次。随访内容包括：新生儿行为神经测定（Neonatal Behavioral Neurological Assessment，NBNA）、儿童发育量表、行为观察和治疗、健康咨询、婴儿神经国际量表（Infant Neurological International Battery, INFANIB）、Alberta婴儿运动量表、家庭康复指导、20项神经运动检查、全身运动评估（General Movements, GMs）、儿童发育测试及格塞尔婴幼儿发展量表（Gesell Developmental Schedules，GDS）等。

I级围产医学中心除了重点关注超早产儿和危重新生儿外，还应该设立新生儿专科门诊，为母婴区新生儿及常规疾病住院新生儿提供出院后疾病诊疗服务。新生儿专科门诊应24小时接诊，接诊医师及护士需优先安排具有丰富临床经验的新生儿专科医师及护士，并具备熟练的新生儿复苏及急救技能，以保证接诊质量及就诊新生儿的医疗安全。新生儿遗传代谢病筛查是公共卫生工作的重要组成部分，是预防和控制出生缺陷的一项关键和有效的措施。早产儿比足月健康新生儿更容易出现筛查假阳性和假阴性结果。早产儿的筛查和随访应结合早产与筛查项目的影响因素综合分析检测结果，必要时在其计算胎龄足月、疾病康复后实施常规第二次筛查，保证检测结果的准确性。

二、产科专科门诊

尽管产科下设普通产科、母体医学和胎儿医学，但是作为 I 级围产医学中心，更重要的职责是救治高危孕妇和胎儿。显然，严重妊娠合并症、并发症，自发性和治疗性的超早产等危及患者生命安全的病例才是我们应该重点关注的对象，为其进行医疗干预和照顾也是 I 级围产医学中心的责任担当。从孕期特发疾病和各种合并症发生发展规律来看，在终末期予以干预的效果不仅有限，而且将极大地增加母儿风险和资源投入。要做好高危和危重症管理、救治，一定要早干预、早发现、早救治，甚至在部分极端情况下，这种"早"应当提到孕前，例如妊娠合并自身免疫疾病、合并严重的心脏病等。与此同时对产妇的治疗也不能简单地截止于产后，例如妊娠期糖尿病、高血压、甲状腺疾病等均需要规范的产后管理。此时，围产医学中心的"围"字特别关键，就是要通过系统的孕前咨询、孕期保健、产前诊断等全周期管理，以及规范危重孕产妇管理，才能够保证筛选出高危孕妇和高危儿，早干预、早救治，并且有利于新生儿科更早地介入高危儿的孕期管理和围分娩期准备。

4.2 _____组织管理

《标准》第二节第 1 条、第 2 条指出 I 级围产医学中心应具有：

成立以医院业务院长为组长，相关职能部门、临床、医技科室负责人为成员的围产医学中心领导小组，各级各类人员职责明确。

成立以产科、新生儿科骨干医师为主体，围产诊疗相关专业骨干医师为依托的围产医学中心专家组。

一、领导小组

医疗质量安全管理是医院管理永恒的主题，也是医院管理的核心。按照《危重孕产妇救治中心建设与管理指南》及《危重新生儿救治中心建设与管理指南》要求，医疗机构应成立救治中心领导小组，专门负责本医疗机构救治中心建设与管理工作。但两个救治中心各自的管理组织大部分由本专业人员组成，考虑问题也往往从各自专业角度出发，容易忽略专业之间的交叉、联系与合作。而围产医学恰恰是一门围绕分娩前后，涉及产科、儿科、重症、影像等多专业、多领域，需要多学科共同协作、研究的新兴学科，也称为母胎医学。顾名思义，需要我们在围产期各个阶段都要同时从母亲和胎儿或者新生儿两方面来考虑，不能厚此薄彼，更不能顾此失彼。因此，在建立围产医学中心时，组建强有力的管理组织，成立由院长或者业务院长任组长的领导小组，既体现医疗机构对中心建设和管理工作高度重视，同时在调动人员积极性、发挥各科室自身高水平、协调各部门分工合作等方面也具有重要意义和作用。领导小组成员除产科、儿科、重症医学科这三个临床科室成员外，仍应包含但不限于医疗管理、护理管理、医院感染控制、质量控制、医技、伦理、设备、信息、后勤等可能涉及的相关部门及专业人员，分别负责各个环节、各类事项管理，并建立沟通协作机制。领导小组全面负责围产医学中心建设工作。医疗机构必须依据相关法律法规、规章制度、其他规范性文件及诊疗指南等，拟订相关制度，由领导小组审定中心建设发展规划、人员配置、培养计划等，负责各项制度落实情况的监督检查，对建设工作进行定期考评等事宜。

二、专家小组

按照两个《指南》要求，医疗机构应成立中心专家小组，负责中心建设具体工作的开展及管理全过程的质量控制。专家小组成员应包含但不限于产科、儿科、重症医学科以及内科、外科、妇科、急诊科、麻醉科、放射科、输血科、检验科、药剂科等相关业务科室专家。

专家小组负责制订符合实际情况、可操作性强的中心工作计划、实施方案和工作总结，组织召开围产多学科讨论，审定疑难危重病例诊疗方案，定期分析医疗质量，提出意见并落实。在学科间碰撞、融合的过程中，不断完善、优化管理制度与操作流程，保障本中心医疗质量安全持续改进。

《标准》第二节第3条、第4条指出I级围产医学中心应具有：

建立健全保证孕产妇、新生儿救治质量和安全的相关管理制度以及各级各类人员岗位职责并遵照执行。
建立多学科诊疗（MDT）、会诊及疑难危重病例讨论等制度并遵照执行。

《指南》对两个救治中心的基本工作制度有明确的规定，医疗机构应结合实际情况，完善中心管理制度体系，包括高危孕产妇、高危儿管理、转诊转介、疑难危重病例讨论、突发事件应急处理等各方面。但就围产医学中心而言，沟通协作机制更为重要，主要体现在高危孕妇分娩前产科、儿科医生的介入，产科和儿科医生共同确认分娩时机，共同与孕妇及家属沟通病情、预后；每一例剖宫产新生儿均由产科儿科医生进行现场初步评估，判断新生儿情况及去向；针对危重孕产妇和危重新生儿，开展多学科讨论，共同制订个体化诊疗方案等。除了完善的管理制度，仍需要制订各种紧急情况的救治预案及流程。例如子宫破裂、中央性前置胎盘、凶险性前置胎盘、产后出血、羊水栓塞、子痫、胎盘早剥、新生儿窒息、新生儿气管导管滑脱、新生儿误吸、新生儿坠床、新生儿烫伤等。救治预案要尽可能覆盖产前、产时及产后全过程的各个环节、各种情况，要通过实际演练证明流程畅通、切实可行。应当形成院科两级质控体系，临床科室有专人负责，职能科室有专人对接，定期质控并完善相关记录，发挥长效机制。

针对部分医疗机构仅有产科的情况，可采用产儿科医生入驻产科的方式，行使产儿科医生职责，于产前即可介入，若出现产前预判产后本医疗机构无法提供相应处置的情况，可提早准备宫内转诊转介相关事宜，保障母婴安全。

《标准》第二节第 5 条指出 I 级围产医学中心应具有：

依据《危重孕产妇救治中心建设与管理指南》《危重新生儿救治中心建设与管理指南》制订各类危重孕产妇和危重新生儿的救治预案。

《危重新生儿救治中心建设与管理指南》要求，危重新生儿救治中心需贯彻落实临床工作核心制度，建立健全与危重新生儿监护诊疗工作符合的二十条基本工作制度，包括：

一、各级医师职责

二、转运制度

三、入院管理制度

四、出院管理制度

五、转科（转出、转入）制度

六、母乳喂养保障制度

七、产、儿科合作制度

八、伦理学评估和审核制度

九、医疗设备操作、管理制度

十、特殊药品管理制度

十一、抗菌药物分级使用管理制度

十二、安全管理制度

十三、不良预后处置管理制度

十四、不良事件防范与报告制度

十五、突发事件应急处置预案

十六、定期随访制度

十七、探视制度

十八、出生缺陷报告制度

十九、死亡报告卡管理制度

二十、死亡新生儿遗体处理制度

围产医学中心新生儿科应根据国内外相关的指南或专家共识，制订适合本单位的疾病诊疗规范和危重新生儿救治预案。特别针对胎龄＜28周或出生体重＜1 000 g早产儿的分娩，要制订细致的生后复苏流程，包括人员的组织、胎盘输血、早期呼吸支持、具体复苏步骤、产房内肺表面活性物质的应用、体温保持及院内安全转运等，每次复苏后需进行及时的总结，每次围产MDT会议需对复苏过程进行评价并提出改进措施。根据《危重孕产妇救治中心建设与管理指南》要求，必须建立的制度有：

一、高危妊娠管理制度

二、危重孕产妇管理细则

三、危重孕产妇转运急救流程

四、接受转诊和信息反馈制度

五、疑难危急重症病例讨论制度

六、危重孕产妇抢救报告制度

七、孕产妇危重症评审制度

八、孕产妇死亡评审制度

九、培训和急救演练制度

十、突发事件应急处理管理制度

十一、抢救用血制度

十二、各级医师负责制度

十三、急救药品管理制度

十四、信息登记制度

十五、医院感染管理制度

十六、医疗质量管理评估制度

十七、医院安全管理制度

十八、伦理学评估和审核制度

十九、不良事件防范与报告制度

二十、危重孕产妇医患沟通与媒体沟通制度

产科应当有应对以下危重病例的预案：

①妊娠及分娩并发症[妊娠高血压疾病、脐带脱垂、胎儿窘迫、产科出血、休克、弥散性血管内凝血（Disseminated Intravascular Coagulation，DIC）、羊水栓塞、严重感染、静脉血栓形成及肺栓塞症等]。

②妊娠合并症（心脏病、肝脏病、肾脏病、血液系统疾病、内分泌系统疾病、多脏器功能衰竭、外科合并症等）。

③妊娠合并性传播疾病、艾滋病。

④肩难产、臀助产、器械助产等阴道助产技术。

⑤新生儿窒息复苏。

Ⅰ级围产医学中心要面对各种威胁母儿生命健康的突发状况，因此要求对以上救治预案和流程进行全体产科儿科人员联合培训、定期演练、考核，以保持一支时刻"召之即来，来之能战"的战斗队伍。

《标准》第二节第7条指出Ⅰ级围产医学中心应具有：

建立健全专人负责的患者随访管理制度，对危重孕产妇和危重新生儿进行住院登记及随访登记。

围产医学中心需建设功能完备的信息化系统，从该系统中可以单独提取危重新生儿的住院信息，以更好地服务于患者随访管理。由于围产医学中心每年有较大数量早产儿及危重新生儿分娩，因此，需纳入随访管理的患者数量较大，有必要建立专人负责的患者随访管理制度，每次随访前和患儿家长进行预约确认，并参与到随访工作中来，通过细致的工作，提高患儿家长的随访依从性，进一步降低失访率，使每一例高危儿都能进行规范的出院后随访管理。同时，对每例纳入随访的高危新生儿，需进行建档专案管理。如果可能还需建立电子档案，以便更好地进行数据分析和管理，这样既可以做好单个随访患者的专案管理，也可以通过随访数据分析指导提升住院高危新生儿的管理水平。

此外，危重孕产妇的救治工作不仅局限在住院分娩的短短几天，而是"始于门诊，终于产后康复"。特别是对高危妊娠五色预警系统中的橙色、红色、紫色孕妇要做到专人专案管理。产前必须通过信息系统和专人对未能按时产前检查的病例进行全程追踪，落实其检查分娩的地点、目前状况。入院时和入院后，对这几类孕妇及其新生儿要在信息系统中转介，由相应级别的医师接诊、处理，专人跟踪随访分娩情况、新生儿结局和治疗。分娩结束出院后，必须随访产妇产后恢复治疗，向基层社区医疗单位交接，并对部分产妇产后的内外科专科随访治疗严格督促落实。

4.3 早产儿救治单元设置要求

《标准》第三节第 1 条至第 4 条指出 I 级围产医学中心
应具有：

具备救治胎龄＜28 周或出生体重＜1 000 g 早产儿的能力。
早产儿救治单元床位≥6 张，每床需配备如下设备：多功能
暖箱（兼具辐射台和暖箱功能）、有创呼吸机（具备高频模式）、
无创呼吸机、加温湿化高流量氧疗设备、心电监护仪等。
拥有经过专业培训的护理团队，具有 5 年以上新生儿重症监
护病房工作经验或接受过重症监护护理培训的护士≥40%，
床护比≥1 ∶ 3。
能够开展新生儿微量血实验室检查（微量血血气分析、微量
血生化检验等），无创或微创生命指标监测（无创血流动力
学监测、组织氧监测及经皮氧分压、二氧化碳分压监测等）。

围产医学中心早产儿救治单元主要服务于胎龄＜28 周
或出生体重＜1 000 g 早产儿生后的早期医疗及护理，新生
儿科应该在早产儿救治单元体现最精良的设备配置、最强

大的人员配备、最高标准的质量控制以及尽最大可能实现医源性损害最小化。

　　每个早产儿救治单元床位需配备设备：可升降多功能暖箱（兼具辐射台和暖箱功能）、有创呼吸机（具备高频模式）、无创呼吸机、加温湿化高流量氧疗设备、心电监护仪、T-组合复苏器等。可升降多功能暖箱能够和转运车进行接驳，以完成对超早产儿的院内转运工作。由于该暖箱兼具辐射台和暖箱功能，超早产儿无须移动就可以完成检查、护理、置管等操作，甚至还可进行小型手术。由于超早产儿几乎都需要进行呼吸支持治疗，所以每个早产儿救治单元床位需同时配备有创呼吸机、无创呼吸机、加温湿化高流量氧疗设备，以提供从有创呼吸支持模式到无创呼吸支持模式的全覆盖。并能够根据患儿病情变化进行实时的设备和模式的调整，保证超早产儿全过程都接受最适宜的呼吸支持治疗。我们还建议每个早产儿救治单元床位配备T-组合复苏器，而不是配备常规的自充气式复苏囊。因为T-组合复苏器既可以提供PEEP，也可以对吸气峰压（Peak Inspiratory Pressure，PIP）进行调节，而自充气式复苏囊都不具备这两项功能，在超早产儿使用时，可能带来不同程度的肺损伤。

　　贫血是早产儿出生后常见的并发症，严重影响早产儿的体格及神经系统发育。引起早产儿贫血的原因很多，主要包括下列因素：

①生理性贫血。早产儿的生理性贫血比足月儿发生更早且更明显。

②营养因素。即使无营养缺乏的早产儿也会发生贫血，而缺乏铁、叶酸、维生素 B_{12}、维生素 E 时贫血将会更严重。

③医源性失血。医源性失血在 NICU 中普遍存在，早产儿生后入住 NICU 数周内采血进行众多的实验室检查也成为早产儿失血的重要原因。早产儿采血量为 7.5 ~ 15 mL 即造成早产儿失血达总血容量的 5%~10%。既往国内的研究显示，165 例住院早产儿，平均胎龄为（33.2±2.0）周，平均出生体质量为（1 904±499）g，发生贫血 63 例（38.1%），生后 2 周内采血量与贫血的发生呈显著正相关（r=0.49，P < 0.001），生后 4 周内采血量与输血的发生呈显著正相关（r=0.244，P=0.002）。Fabres 等对 640 例平均胎龄 26 周(25 ~ 28 周)、平均出生体重 818 g(668 ~ 1 013 g)的超早产儿研究显示，该组早产儿输血率为 85%，且该研究中的早产儿均未使用重组人类红细胞生成素治疗。

由此可见，早产儿胎龄越小、体重越轻、住院时间越长，其贫血发生及输血发生的概率越高。如何平衡临床采血检验需求和尽可能减少医源性失血的矛盾。可采用无创或微创生命指标监测，包括无创血流动力学监测、组织氧监测及经皮氧分压、二氧化碳分压监测等，可以在一定程度上减少早产儿的医源性失血。我们建议针对超早产儿开展微量血实验室检验，包括微量血血气分析、微量血生化检验等，有助于更有效地减少早产儿的累计失血量，降低医源性贫血的发生率。格哈德·乔尔奇教授所在的德国马格德堡大学围产医学中心，完全普及早产儿的微量血检验，使用毛细采血管从外周采集血液标本，通常血气分析采血量为0.1 mL，生化检验采血量为 0.3 mL。血培养的采血量不超过 1 mL。以此尽可能地控制每一次的采血量，尽量避免或延后医源性贫血的发生。德国马格德堡大学围产医学中心的每一位早产宝宝看上去都是肤色红润，即使对于住院时间较长的早产儿也是一样。

但是目前市面上适合早产儿使用的微量血实验室检验设备及耗材有限，且大多为进口。在此，我们也呼吁国内的医疗设备制造企业能够更多地参与微量血实验室检验设备的研发，以惠及更多的早产儿群体。

Ⅰ级围产医学中心早产儿救治单元主要用于救治胎龄 < 28 周或出生体重 < 1 000 g 的超早产儿，这些超早产儿各器官系统发育严重不成熟，生后极易发生喂养不耐受、

感染、颅内出血、血容量减少等与护理操作相关的各种并发症，这对护理操作技术和护理精细化程度以及环境要求非常高，如患儿在最初母乳喂养时，精准到以 0.5 mL 为起始奶量；操作时要求动作非常轻柔且必须严格执行手卫生及无菌技术；单次微量血气采血量严格控制在 60 ~ 80 μL（0.06 ~ 0.08 mL），护士团队护理水平的高低直接影响到超早产儿和危重新生儿治疗效果和后期的生存质量。为保证护理质量，必须由具有丰富重症监护病房工作经验的护士管理。高质量的护理，是提高超早产儿的治愈率和生存质量的关键。

重庆市妇幼保健院已成功救治的超早产儿平均住院时间为 60 ~ 90 天。在漫长的住院期间，生命体征稳定后的延续性护理同等重要，需要不断提供各种促进身体发育和神经系统发育的护理支持，如发育支持性护理、袋鼠式护理、家庭参与式护理，以提高超早产儿的生存质量。鉴于超早产儿护理工作的高难度、专业性和连续性，在组建围产医学中心护理团队时，要求护士必须具备 5 年以上新生儿专科工作经验，具有丰富的专科理论知识与娴熟的专科操作技能，同时要求围产医学中心护士必须具备高度的责任心、熟练的技术操作水平和丰富的临床经验。

围产医学中心是超早产儿集中的单元，需要实施的护理技术操作多、治疗任务重，护理工作量大。在德国德累斯顿大学围产医学中心、德国马格德堡大学围产医学中心，1 名护士管理 1 ~ 2 名患儿，能够让护理操作更加精细化。晨间护理时能够将皮肤擦拭、测量体重、测血糖、经外周静脉穿刺中心静脉置管术（Peripherally Inserted Central Catheter，PICC）换药、药物输入等所有操作集中进行，减少对其刺激，减少医源性颅内出血的发生，保证其睡眠，这样有利于超早产儿的体格和神经系统发育，实现追赶性生长。超早产儿需要实施的护理操作项目繁多，像脐动静脉置管的护理、PICC 置管及维护、呼吸机辅助通气护理等操作技术难度大，精细程度高，而且超早产儿的病情变化快，一些疾病常常来势凶猛，而有些疾病的表现又非常隐秘，需要护士有敏锐的观察力和充足的时间去观察。对于重症监护治疗的床位（如有心电监护呼吸机辅助呼吸的病例），一名护士管理一名患儿；对于重症护理的床位（如有心电监护但无呼吸机辅助呼吸的病例），1 名护士最多管理 2 ~ 3 名患儿，能保证及时发现病情变化并进行有效的处理，故本《标准》中 NICU 的床护比 ≥ 1 : 3，高于三级妇幼保健机构中 NICU 重症床护比（≥ 1 : 1.5），也高于《危重新生儿救治中心建设与管理指南》中抢救床位床护比（≥ 1 : 1.5）。

4.4 _____ 服务能力

《标准》第四节第 3 条指出 I 级围产医学中心应具有：

建有亲母母乳库及捐赠母乳库，最大程度满足超 / 极低体重出生儿母乳喂养需求。

近年来，随着我国对早产儿尤其是极早产儿救治成功率的提高，进一步改善其预后成为业界与公众关注的重点。充足的营养支持是超 / 极低出生体重儿生长发育的必要条件。目前国际上各专业机构对积极推广新生儿重症监护病房（NICU）内早产儿母乳喂养以及强化母乳喂养已达成共识。2002 年 WHO 发表的《婴幼儿喂养全球战略》提出在生命的最初 6 个月应对婴儿进行纯母乳喂养以实现最佳生长、发育和健康。2011 年我国国务院发表的《中国儿童发展纲要 (2010—2020 年)》提出 0~6 月龄纯母乳喂养率达到 50%。2016 年中国医师协会新生儿科医师分会营养专业委员会发表了《新生儿重症监护病房推行早产儿母乳喂养的建议》，旨在大力提升 NICU 母乳喂养成功率。超早产儿胃容量小，肠胃内分泌的消化酶含量比较少，母乳中的乳铁蛋白含量高，能促进肠胃更好地吸收，从而抵制细菌的生长，降低新生儿坏死性小肠结肠炎（Neonatal Necrotizing Enterocolitis, NEC）的发病率；母乳中含有的溶菌素含量高，可以有效地抑制大肠杆菌的活性生长，提高早产儿的肠胃抵抗力；母乳中的乳糖有利于钙质的吸收，能促进早产宝宝的骨骼发育；母乳中含有早期婴儿成长所需要的所有营养成分和重要抗体，是婴儿生长的最佳营养品，它能根据婴儿成长的不同阶段需求来调节母乳成分，是早产儿肠内营养的首选。对超低和极低出生体重儿而言，母乳除了发挥促生长、成熟和保护之外，还可以降低死亡率、减少晚发性败血症（Late-onset Sepsis, LOS）、早产儿视网膜病变 (Retinopathy of Prematurity, ROP)、支气管肺发育不良 (Bronchopulmonary Dysplasia, BPD) 的发病率，有利于促进神经系统和脑白质发育。同时能缩短他们的住院时间，对于提高超低和极低出生体重儿的喂养耐受性、改善远期预后具有重要意义。

　　虽然母乳喂养对超低和极低出生体重儿价值等同于救命药品的理念渐入人心，但超低和极低出生体重儿因为早产，母亲乳汁分泌延迟，从而导致亲母母乳常常不能满足患儿需要，因此建立捐赠母乳库非常必要。《中华儿科杂志》2017年第55卷第8期发表了《中国大陆地区人乳库运行管理专家建议》，对捐赠母乳库的建立提供了具体可行的操作指南。美国儿科协会建议，在无法选用自身母乳喂养时，使用捐助者母乳为次优选择。德国在1910年成立了世界最早的捐献母乳库。1985年，北美母乳库协会(The Human Milk Banking Association of North America, HMBANA)成立。这使得这些医院的NICU可使用母乳库捐献母乳来喂养早产儿尤其是极低和超低出生体重儿，显著改善了这些患儿的预后，缓解了家庭医疗负担，减轻了国家和社会的医疗成本支出。

《标准》第四节第5条指出I级围产医学中心应具有：

新生儿科能够开展新生儿复苏、人工气道建立与管理、机械通气和安全氧疗、一氧化氮（NO）吸入治疗、胸腔闭式引流、电复律与心脏除颤、早产儿视网膜病变(ROP)诊疗、换血治疗、腹膜透析、连续血液净化、亚低温治疗、脑功能监测、深静脉置管、动脉置管、血流动力学监测、心包穿刺、侧脑室穿刺、脑脊液引流、康复诊疗、床旁超声、床旁X光、MRI检查等诊疗技术。

I 级围产医学中心必须能够提供 24 小时的医学影像检查诊断服务，包括 24 小时床旁 X 光摄片、24 小时床旁彩色多普勒超声检查。如果条件允许，建议 I 级围产医学中心还能够提供 24 小时的 CT 或 MRI 检查及诊断服务（图 4.7），以充分满足危重新生儿及早产儿的检查诊断需求。此外，针对 I 级围产医学中心新生儿科医师，建议掌握常规的床旁针对性超声检查技术，包括新生儿颅脑超声、肺部超声、腹部超声、大血管超声，并能够进行超声引导下的穿刺及中心导管尖端定位。

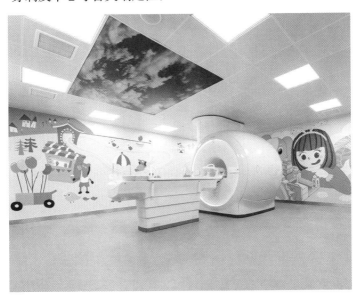

图 4.7　重庆市妇幼保健院的可用于孕妇的 MRI

《危重新生儿救治中心建设与管理指南》要求，省级危重新生儿救治中心能够开展遗传代谢病质谱方法筛查，I级围产医学中心也应具备这样的条件，以便早期诊断遗传代谢性疾病，为危重新生儿的及时治疗争取时间。

如前所述，I级围产医学中心应对所有出院的高危儿进行定期随访及评估。对于出生体重＜1500g的早产儿，应重点关注自出院起至2周岁的神经系统发育情况。通过连续系统的随访，以便尽早发现神经系统发育异常的患儿。同时，I级围产医学中心还需具备产儿康复治疗的条件和技术能力，对随访发现的神经系统发育异常的患儿，可以院内进行评估及康复治疗。

结合《危重新生儿救治中心建设与管理指南》及I级围产医学中心的功能定位，我们制订的I级围产医学中心新生儿科能够开展的诊疗技术包括新生儿复苏、人工气道建立与管理、机械通气和安全氧疗、一氧化氮吸入治疗、胸腔闭式引流、电复律与心脏除颤、早产儿视网膜病变诊疗、换血治疗、腹膜透析、连续血液净化、亚低温治疗、脑功能监测、深静脉置管、动脉置管、血流动力学监测、心包穿刺、侧脑室穿刺、脑脊液引流、康复诊疗、床旁超声、床旁X光、MRI检查等。其中，新生儿复苏既包括针对围产期窒息患儿的复苏，也包括前文所述的对超早产儿的支持性过渡。诊疗技术中除早产儿视网膜病变诊疗、床旁 X 光、MRI 检查需相关科室完成外，其余的诊疗技术新生儿科均需具备独立完成的能力。

《标准》第四节第 6 条指出 I 级围产医学中心应具有：

开展孕产妇妊娠风险筛查和评估，对孕产妇进行分级分类管理，加强高危孕产妇管理。

准确的孕前和孕期妊娠风险筛查评估，能够实现孕产妇高危分级管理。不同风险的孕妇在相应级别的机构进行孕期管理，在同一机构内，高危孕妇由相应职称、年资级别、亚专科医生予以孕期保健指导。将危重孕产妇的救治关口前移，能从根本上降低孕产期危重症的发生和孕产妇死亡。分级分类管理混乱，会导致部分高危孕产妇只能在危及生命时，甚至濒死状态下才被发现，而后进行临时无序的转诊，当孕产妇因病情严重已经处于失代偿状态时，就失去了救治的机会。即便救治成功，也会影响患者预后，显著增加个人生活障碍和家庭、社会负担。

《标准》第四节第7条指出I级围产医学中心应具有：

产科具备对严重威胁母儿生命安全和导致早产的疾病的识别、处理能力。针对母体产前出血性疾病、重度子痫前期、重度妊娠期肝内胆汁淤积、妊娠期急性脂肪肝、妊娠合并心功能衰竭、妊娠期脓毒症、糖尿病酮症酸中毒、肩难产、羊水栓塞、严重产后出血、子宫内翻、严重软产道裂伤等产时、产后并发症以及脐带脱垂、胎儿宫内窘迫、胎儿水肿、胎儿贫血等具备应急处置能力。紧急剖宫产自决定手术起至胎儿娩出时间（DDI）< 15 min。

作为I级围产医学中心，遵循"儿童优先，母亲安全"的原则，必须能够尽早识别、争取处理严重威胁母儿生命健康的妊娠期并发症与合并症。特别是导致孕产妇死亡的主要疾病，包括产前出血性疾病（前置胎盘、胎盘早剥）、子痫与重度子痫前期、妊娠期心脏病、妊娠期急性脂肪肝、围产期脓毒症等。该类疾病的预后与早期识别关系非常密切，某些情况下3~7天的时间窗就完全可以决定母儿的生死。

对于产时和产后突发的危急状况，所有开展临床业务的医疗机构均应该掌握其诊断和处理原则，例如羊水栓塞、产后出血、子宫内翻、肩难产、脐带脱垂等。因为这些危重症的发生可以完全没有预兆，会发生在任何一位所谓正常或者低危的孕产妇分娩过程中。尽管学界有一些高危评估指标，但敏感性、特异性均有限，无法真正有效应用于临床。所以，对产时产后危重症的发生，Ⅰ、Ⅱ、Ⅲ级围产医学中心都应该能够进行适当的处置，但是对Ⅱ、Ⅲ级围产医学中心可以只要求做到紧急处理，然后呼救或转诊，而Ⅰ级围产医学中心由于承担着危重病例接收转诊和会诊的责任，必须能对该系列危重患者进行及时、有效的应急处理和后续的生命支持、功能恢复。

　　Ⅰ级围产医学中心因为要承担大量的高危孕产妇和围产儿救治工作，相应的分娩时严重并发症发生也会增加，例如子宫破裂、严重胎儿窘迫等。此时能否最大限度地发挥产房手术室的功能，缩短紧急剖宫产决定手术至胎儿娩出时间到 15 min 以内，就是体现围产医学中心救治水平的核心指标之一。在达到该标准的基础上，还应该进一步做 5 min 剖宫产的训练，为母儿成功救治争取更大的机会。与Ⅱ、Ⅲ级围产医学中心最大的区别在于，Ⅰ级围产医学中心能够开展对胎儿宫内并发症的孕期宫内干预，以及产时宫外手术等处置能力。例如，胎儿宫内贫血、水肿、心脏异常、压迫气管的颈部包块、单绒双胎并发症等。此举能够从宫内到宫外对胎儿和新生儿进行持续性治疗干预，最大限度地保障新生儿安全。

《标准》第四节第 10 条指出 I 级围产医学中心应具有：

具备对出生体重 < 1 500 g 新生儿实施全程、连续、动态的医院感染监测（有医院感染监测系统）及管理能力。

医院感染监测是预防和控制医院感染的基础，是在临床工作中有效降低医院感染的基本方法。随着监测工作的开展，监测内容不断深入，医院感染监测已逐渐向目标性监测发展，即针对高危人群、高发感染部位等开展医院感染及其危险因素监测，如新生儿病房医院感染监测。其监测单位可以是新生儿室也可以是 NICU；监测对象为新生儿室或 NICU 进行观察、诊断和治疗的新生儿；新生儿室或 NICU 超过 48 小时发生的感染或转出到其他病房后 48 小时内确定的感染均属新生儿医院感染。

围产医学中心开展新生儿医院感染监测时，需要制订医院感染监测计划、建立监测系统、统一监测方法。监测计划，应包括以下内容和步骤：

①对监测单位情况进行评估，确定监测的目标人群。

②选择评价监测结果或过程的指标。

③明确监测的定义。

④收集监测资料。

⑤计算和分析感染率。

⑥对危险因素进行分层分析。

⑦充分利用监测资料，及时反馈监测信息。

我国《医院感染监测规范》（WS/T 312—2009）中新生儿医院感染监测将监测对象（新生儿）按出生体重分为 4 组：≥2 500 g、1 501～2 500 g、1 001～1 500 g、≤1 000 g，德国医院感染监测体系中，监测对象为出生体重＜1 500 g 的极低出生体重儿 (Very Low Birth Weight, VLBW) 的患儿，这是我国和德国的不同之处。我们了解到新生儿因宿主防御系统的各个组成部分存在缺陷，且这种缺陷的严重程度随孕周及出生体重的减少而增加，故受到感染的风险也增加。较先进的高危产科照护及新生儿支持治疗提高了早产儿的存活率，越来越多的极低出生体重儿（VLBW，1 000～1 499 g）及超低出生体重儿（Extremely Low Birth Weight, ELBW，＜1 000 g）得以存活，但同时延长了新生儿重症监护病房的住院时间，并进一步增加了医院感染发生的风险。此外，美国疾病预防与控制中心的感染监测系统（Centers for Disease Control and Prevention's National Healthcare Safety Network, CDC-NHSN）2010 年数据显示（表 4.3)，与其他所有出生体重类别的新生儿相比，三级 NICU 中 VLBW 和 ELBW 每 1 000 导管日中央静脉导管相关血流感染（Central Line-associated Bloodstream Infection, CLA-BSI）感染率最高。由此可以看出 NICU 中 VLBW 和 ELBW 是医院感染监测和预防的重点，那么国内各级围产医学中心可以根据自身情况，确定新生儿医院感染监测对象。《标准》中提到的 I 级围产医学中心具备救治胎龄 < 32 周或出生体重小于 1 500 g 早产儿（尤其是胎龄小于 28 周或出生体重小于 1 000 g 的早产儿）的条件和能力，而这类高危早产儿是医院感染的高发人群，一旦发生感染，将会对其造成不可估量的伤害。因此，我们参照德国标准，在《标准》中提出 I 级围产医学中心要具备对出生体重 < 1 500 g(VLBW) 早产儿的医院感染监测能力。II、III 级围产医学中心应根据该中心新生儿救治的条件和能力开展新生儿医院感染监测。

表 4.3　三级 NICU[a] 的 CLA-BSI 感染率[b]

出生体重 /g	ICU 数量	合并平均 CLA-BSI	合并器械使用率[c]
≤ 750	320	2.6	0.42
751 ~ 1 000	244	2.2	0.38
1 001 ~ 1 500	141	1.3	0.29
1 501 ~ 2 500	97	1	0.19
> 2 500	89	0.8	0.26

a.NICU 中央静脉导管置管日包括脐导管置管日；

b.(CLA-BSI 例数 / 置管日) × 1 000；

c. 器械使用率（DU）= 中央导管置管例数 / 住院日。

　　目前，国内新生儿病房医院感染监测主要参照《医院感染监测规范》(WS/T312—2009)，监测内容主要为总体医院感染率、不同出生体重新生儿医院感染率，以及不同出生体重新生儿脐中心静脉插管、呼吸机的使用率及其相关感染率。在德国，新生儿最常见的医院感染为原发性败血症、NEC，同时血管内导管和机械通气是医院感染发生的主要因素，因此德国新生儿医院感染监测内容为原发性败血症、肺炎、NEC，以及器械相关性肺炎与血流感染。由此可以看出，中德新生儿医院感染监测内容有相同之处也有不同点。研究显示在新生儿医院感染部位构成中，原发性血流感染占 30% ~ 50%，是导致新生儿死亡的常见病因之一。此外，NEC 是新生儿最常见的胃肠道急症之一，NEC 在 NICU 的发病率为 1% ~ 5%，导致的患儿死亡率为 16% ~ 20%。在 VLBW 儿中，NEC 发病率高达 5% ~ 15%，NEC 导致的 VLBW 新生儿病死率为 15% ~ 30%，在 ELBW 儿中，NEC 导致的病死率可高达 50%。因此在拟定该《标准》时，结合我国实际，我们将呼吸机相关性肺炎（Ventilatorassociated pneumonia，VAP）、血管内导管相关血流感染 (Catheter Related Blood Stream Infection，CRBSI)、败血症及 NEC 纳入了中心监测内容。同时我们还根据《医院消毒卫生标准》(GB 15982—2012)的要求，把环境空气、物体表面、医务人员手、消毒剂、医疗器械消毒灭菌效果等也纳入了中心日常综合性监测，以及时发现医院感染的危险因素，采取有效预防和控制措施。

监测定义的标准化是监测内部质量的重要保证。为保证监测资料的准确性和可比性，我们在制订本《标准》时，以中华医院感染管理专业委员会制订的《医院感染诊断标准(试行)》(卫医发[2001]2号)和美国CDC—NHIS定义为基础，拟定了围产医学中心医院感染病例的诊断标准(表4.4)，医院感染的定义参照《医院感染诊断标准(试行)》(卫医发[2001]2号)执行。感控专职人员和临床医务人员要掌握医院感染的定义和各类感染疾病的诊断标准，及时发现医院感染病例。

围产医学中心监测资料的收集应由感控专职人员或经过培训合格后的人员来完成，培训的内容包括监测定义、监测目的、资料收集的方法等。围产医学中心的监测应有专人负责，并在确定资料收集的项目后，采用设计好的表格或计算机系统自动收集资料。监测资料应包括：

表 4.4　围产医学中心新生儿医院感染诊断标准

名称	诊断标准
败血症	一、临床诊断 发热 > 38 ℃或低体温 < 36 ℃，可伴有寒战，并可能出现下列情况之一： 1. 有入侵门户或迁徙病灶 2. 有全身中毒症状而无明显感染灶 3. 有皮疹或出血点、肝脾肿大、血液中性粒细胞增多伴核左移，且无其他原因可以解释 4. 收缩压低于 12 kPa(90 mmHg)，或较原收缩压下降超过 5.3 kPa(40 mmHg) 二、病原学诊断 临床诊断基础上，符合下述两条之一即可诊断： 1. 血液培养分离出病原微生物 2. 血液中检测到病原体的抗原物质 说明： 1. 入院时有经血液培养证实的败血症，在入院后血液培养又出现新的非污染菌，或医院败血症过程中又出现新的非污染菌，均属另一次医院感染败血症 2. 血液培养分离出常见皮肤菌，如类白喉杆菌、肠杆菌、凝固酶阴性葡萄球菌、丙酸杆菌等，需不同时间采血，有两次或多次培养阳性 3. 血液中发现有病原体抗原物质，如流感嗜血杆菌、肺炎链球菌、乙种溶血性链球菌，必须与症状、体征相符，且与其他感染部位无关 4. 血管相关败（菌）血症属于此条，导管相关动静脉炎计入心血管感染 5. 血培养有多种菌生长，在排除污染后可考虑复数菌败血症
NCE	新生儿在无其他明显的原因下，出现以下 2 项以上的症状或体征：呕吐、腹胀、喂食前胃有残留物，且持续的镜下血便或肉眼血便，并且腹部影像学检查发现以下异常现象之一： 1. 腹腔积气 2. 肠道充气 3. 小肠形成固定且强硬的肠型

续表

名称	诊断标准
VAP	感染前 48 小时内使用过呼吸机，有呼吸道感染的全身及呼吸道感染症状，并有胸部 X 线症状及实验室依据
RBSI	带有血管内导管或者拔除血管内导管 48 小时内的患者出现菌血症或真菌血症，并伴有发热 (>38 ℃)、寒战或低血压等感染表现，除血管导管外没有其他明确的感染源。实验室微生物学检查显示：外周静脉血培养细菌或真菌阳性；或者从导管段和外周血培养出相同种类、相同药敏结果的致病菌

①一般资料：住院号、科室、床号、姓名、性别、年龄、疾病诊断、疾病转归等。

②医院感染情况：感染日期、感染诊断、是否留置深静脉、是否有气管插管、是否发生血流感染、是否发生NEC、是否发生肺部感染、医院感染培养标本名称、送检日期、检出病原体名称、药敏结果、调查者等。

③医院感染危险因素：胎龄、出生体重、出生方式、喂养情况、抗菌药物使用、母孕期感染及药物使用情况等。监测人员在整个过程中应使用相同的方法，并做好完整的记录。监测数据分析应使用合适的计算方法，并注意各围产医学中心之间监测资料的可比性。

新生儿医院感染发病率、器械相关感染率和器械使用率的计算方法如下：

$$新生儿医院感染发病率 = \frac{新生儿医院感染发病例数}{同期新生儿住院患者总数} \times 100\%$$

$$\begin{array}{c}血导管相关血流\\感染发病率\end{array} = \frac{脐或中心静脉插管血流感染新生儿数}{脐或中心静脉插管日数} \times 1\,000‰$$

$$呼吸机相关肺炎发病率 = \frac{使用呼吸机新生儿肺炎人数}{新生儿使用呼吸机日数} \times 1\,000‰$$

$$器械使用率 = \frac{器械使用日数}{同期住院日数} \times 100\%$$

　　监测人员要定期统计各项感染指标，并进行横向和纵向对比，如与本中心历年来的医院感染率进行比较、与本省（区、市）围产医学中心医院感染率进行比较、与其他国家的监测数据进行比较。若感染率过高，应查找原因，采取相应的控制措施；若感染率过低，应分析是否存在漏报等原因。

　　医院感染监测是一个全程、连续、动态的过程。"全程"是指围产医学中心 VLBW 早产儿的医院感染监测从入院开始，至患儿出生体重 > 1 800 g 出院或死亡截止。"动态"的监测是指长期、系统、有计划、主动地对一定围产医学中心患儿群体开展医院感染及其危险因素的监测，对监测资料进行定期整理和分析，确定其分布动态及变化趋势，并将监测结果报送和反馈给医院感染管理部门和科室，提出一系列预防控制对策和措施。同时在实施的过程中，不断地对采取的措施进行评价，并及时调整监控策略，不断循环改进以达到减少各种危险因素，降低医院感染的目的。

开展医院感染监测需要根据监测计划建立监测系统。医院感染监测系统多为三级模式。第一级为科室的临床医务人员，第二级为科室的医院感染兼职人员，第三级为医院感染专职人员。科室的临床医务人员发现医院感染病例应向医院感染科室兼职人员汇报，科室医院感染兼职人员负责本科室的医院感染控制措施的宣教和实施，医院感染专职人员负责医院感染相关专业知识的培训，以及负责监测整个医院感染情况包括暴发调查和督导医院感染控制措施的实施。随着医院信息化水平的提高，围产医学中心可以根据自身条件建立医院感染监测信息系统，实现医院感染的实时监控，提供感染病例的智能预警分析，基于动态基线的暴发预警。建立全流程化的医务人员感染监测、全程追踪、统计分析，实现与医院现有临床系统的融合，极大提高了医院感染控制工作的效率。Ⅰ级围产医学中心要建立信息化的医院感染监控方法，依托良好的医院感染信息化集成平台，建立集医院感染信息网上直报、新生儿医院感染信息监测、医院感染管理信息反馈功能为一体的医院感染控制管理信息系统。

医院感染控制是以科学监测为依据，以感染管理为手段，达到提高医疗质量、保证患者医疗安全的目的。《标准》中提到的管理能力包括医院感染管理的结构、过程和结果 3 个阶段的管理。

（1）结构管理根据《医院感染管理办法》（中华人民共和国卫生部令第 48 号）的要求，围产医学中心应当建立医院感染管理责任制，制订并落实医院感染管理的规章制度和工作规范，严格执行有关技术操作规范和工作标准，有效预防和控制医院感染，防止传染病病原体、耐药菌、条件致病菌及其他病原微生物的传播。设有围产医学中心的医院，如住院床位总数在 100 张以上，应当设立医院感染管理委员会和独立的医院感染管理部门，科室实行科主任负责制，科主任、护士长、感控医师和（或）感控护士组成医院感染防控小组，并在医院感染控制科指导下开展工作。如医院住院床位总数在 100 张以下，应当指定分管医院感染管理工作的部门或有医院感染管理专（兼）职人员。各级医院感染管理组织，要明确其工作职责，并严格履行。围产医学中心应该根据法律法规和相关标准，结合中心的具体工作制订本中心预防和控制医院感染的规章制度，如新生儿医院感染管理制度、消毒与隔离制度、手卫生制度、婴儿保温箱清洗消毒制度、配奶间与沐浴间管理制度、多重耐药菌感染管理制度、医院感染监测制度等，围产医学中心医务人员应有效落实各项医院感染预防与控制制度，降低医院感染发生风险。

（2）过程管理首先是加强医务人员医院感染防控知识的培训。围产医学中心应当制订对本中心工作人员的培训计划，对全体工作人员进行医院感染相关法律法规、医院感染管理相关工作规范和标准、专业技术知识的培训。培训既要有理论知识培训，还要有实际技能操作，要结合岗位工作需要，内容精练、针对性强，提高培训效率及医务人员的学习兴趣，并将医院感染防控知识培训纳入医疗质量管理体系。医院感染专业人员应当具备医院感染预防与控制工作的专业知识，并能够承担医院感染管理和业务技术工作。医务人员应当掌握与本职工作相关的医院感染预防与控制方面的知识，落实医院感染管理规章制度、工作规范和要求，每年在职教育培训不少于 6 学时。工勤人员应当掌握有关预防和控制医院感染的基础卫生学和消毒隔离知识，并在工作中正确运用，每年在职教育培训不少于 2 次。新上岗人员、进修生和实习生应参加医院感染在职教育的岗前培训，时间不得少于 3 学时，考核合格后方可上岗。在医院感染管理中，过程管理不仅包括医院感染防控知识的培训与教育，还包括多学科协作管理、医院感染控制质量督查、应急演练、环境卫生学监测目标性监测及监测指标的统计分析、反馈。

医院感染控制涉及临床多个环节，要做好围产医学中心的医院感染管理工作，需要多学科协作。围产医学中心的早产儿易发生医院感染，尤其耐药菌感染发生率高，耐药菌发生原因复杂，既包括抗菌药物的不合理应用、手卫生执行情况，又包括环境因素等。此外母孕期的感染及抗菌药物使用情况也与新生儿医院感染密切相关。因此我们只有打破传统的儿科、产科各自的医院感染管理模式，建立由医院感染控制、医务科、护理部、新生儿科、产科、临床微生物室、药剂科为主的有效合作机制，才能实现医院感染的科学防控和策略的有效落实。

（3）结果管理医院感染管理部门及感染管理小组应根据围产医学中心医院感染防控制度制定院感质量考核标准，实行院科两级质控制度。有计划、有重点地进行平时督查、每月定期考核，督促各项措施的落实。医院感染管理部门每月对监测资料进行分析并反馈给围产医学中心及各协作科室，每季度进行汇总分析，定期召开座谈会或专项讨论会，针对存在的问题提出整改意见，进一步落实，以确保医疗质量和安全。

5

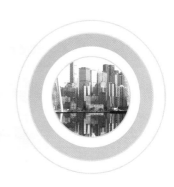

第5章

中德合作效益

5.1　　　　　　　中国医生在德国围产医学中心见闻

在医院领导的关心下，赴德国围产医学中心参观学习（图 5.1），对于我们来说是一次非常珍贵的机会，我们真切感受到了医院对人才培养和学科发展的重视，也庆幸自己赶上了医院发展的好势头。

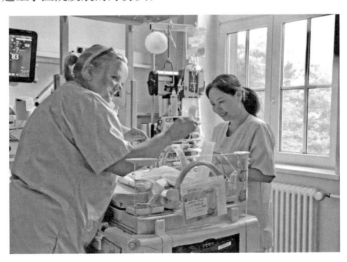

图 5.1　重庆市妇幼保健院医务人员赴德国实地参观围产医学中心建设

德国各医院管理规范、管理模式相似，但又各具特色，每一家医院都有自身的文化底蕴。宽敞明亮、舒适安静的环境体现了一个国家的文明程度，先进的设施设备展现了国家对医疗资源的投入，对技术的精益求精代表了每个医者对生命的敬畏，人性化的服务理念增进了医患关系融洽，完善的医疗制度和体制展现了对医务人员的尊重和保护，医务人员严谨认真、一丝不苟的工作态度令人敬佩，值得学习。

印象最深的就是围产医学中心产科和新生儿科之间紧密的合作。从门诊接诊到危重产妇，尤其是有早产倾向的产妇开始，新生儿科的医生就会和产科医生进行病例讨论，制订下一步针对保护胎儿的治疗方案。每日产科和新生儿科进行联合早交班，开展病例讨论，及时反馈超早产儿的治疗情况。通过围产合作的方式，提高了工作效率、优化了治疗流程，最大限度地提高了产前处置水平，以及超早产儿救治成功率和生存质量，对加快诊断速度、提高诊断准确率、优化治疗措施、缩短住院时间有积极的意义。其次就是争分夺秒的急救通道。产房手术室就在新生儿复苏室对面（图5.2，图5.3），新生儿复苏室处于24小时备用状态，所有设备均处于24小时开机状态，复苏室持续保持高温度和高湿度，其要求甚至精准到新生儿暖箱的床垫保持温度（37 ℃）。

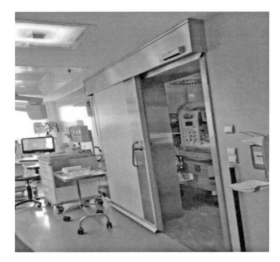

(a) 产房内急诊剖宫产手术室

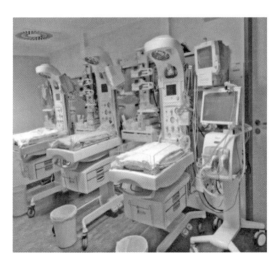

(b) 产房内新生儿复苏室

图 5.2　德国柏林夏洛蒂医科大学（Charité-Universitätsmedizin Berlin）
围产医学中心产房内急诊剖宫产手术室和新生儿复苏室

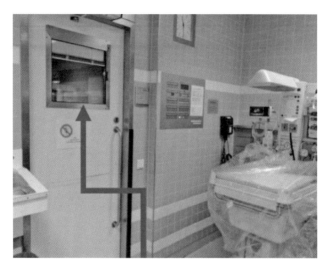

(a) 产房内急诊剖宫产手术室

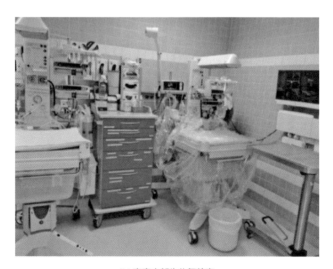

(b) 产房内新生儿复苏室

图 5.3　德国新克尔恩（Neukolln）母婴中心产房急诊剖宫产手术室和新生儿复苏室

医生在执行所有的临床操作时都有相应的指南、规范和流程，确保了医疗过程的规范化、同质化。医院感控秉承"科学管理，过程验证，标准化与个性化相结合"的宗旨，感控制度科学、严谨，在感控管理过程中还体现了人性化的管理流程，同时非常注重手卫生管理。

Ⅲ级围产医学中心产房具备开展正常分娩接产、产钳助产、产程中转剖宫产的能力，具备对胎龄≥35周或出生体重≥2 000 g的新生儿初步救治的能力，不需配置紧急手术间及新生儿复苏室。

通过在德国期间的学习，我们深刻感受到医院快速的发展得益于人才的培养，同样也离不开医院文化的建设，每一个人都是医院发展的助推剂。首先要建立一支优秀的团队，其次要进一步拓宽管理的理念和认识，德国的医院规矩、自律、严谨入脑入心，特别注重细节管理和人性化的关怀，处处体现"以患者为中心"的服务态度，而这些恰恰是目前我们薄弱和需要完善的方面。中国患者量大，医疗资源短缺，在孕期的高危管理方面虽然做了很多的努力，在高危个案、专案的管理和追踪治疗上还存在一定的不足。随着国际合作交流的不断深入，医院也正在参照德国围产医学中心建设标准打造围产医学中心，管理和建设思路更加清晰明了，围产医学中心的建立必将给重庆地区的危重新生儿（特别是早产儿）带来福音。

5.2 重庆市妇幼保健院围产医学中心建设的初步成效

　　通过对《标准》应用实践，围产学科群协作意识逐步形成，重庆市妇幼保健院已初步建立辐射重庆乃至西部地区的围产医学中心，通过整合产前诊断、产科、新生儿科、急救、医学影像、营养及心理等学科优势，开展以产科和新生儿科一体化协同发展为基础的围产多学科协作，形成了产前、产时、产后一体化的全流程管理模式，建成了围绕孕育、生育、养育全周期围生过程，整合辅助生殖、产前诊断、产科、新生儿科、儿童保健科等学科优势的多学科交叉协作、上下联动的实体化围产医学中心，实现了院内全生命周期闭环管理（图5.4）。

　　产前：产前诊断、遗传与咨询、危重孕产妇早筛早治。建立了高危孕产妇管理系统、高危新生儿管理系统，对于高危孕产妇，发现1例、登记1例、报告1例、管理1例、救治1例。

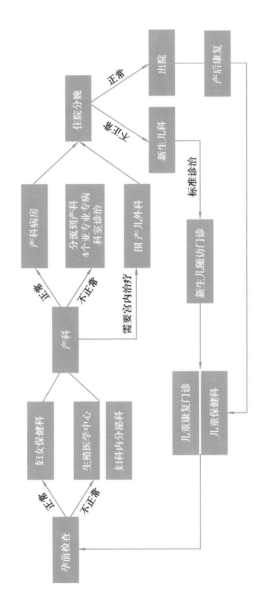

图 5.4　重庆市妇幼保健院实行院内全生命周期闭环管理

产时: 产房配备产科副主任医师 1 名、住院总医师 2 名, 同时保证每个分娩现场至少有 1 名新生儿专科医师在场。并且配备了 3 台新生儿转运生命支持系统车——移动 NICU 确保新生儿出生后, 及时院内转运至新生儿病房 (图 5.5、图 5.6)。

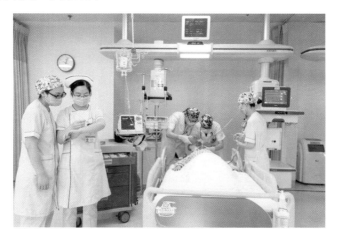

图 5.5　重庆市妇幼保健院产房

产后: 建有亲母母乳库及捐赠母乳库 (图 5.7), 并采用门禁系统、专人专管, 设有新生儿家庭病房 (图 5.8), 以最大限度地满足超 / 极低出生体重儿母乳喂养需求, 建立院感监测机制, 严格监控早产儿医院感染发生率, 还建立了早产儿、新生儿专科门诊, 儿童康复门诊, 利用新生儿科、儿保科进行持续追踪 (图 5.9)。

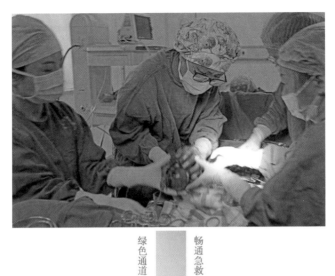

绿色通道　畅通急救

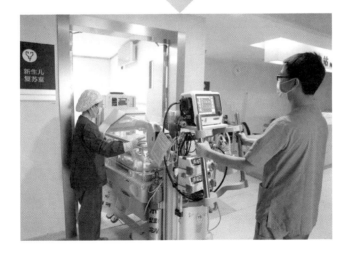

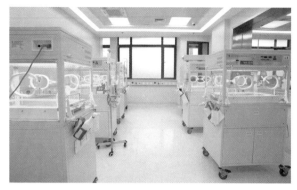

图 5.6　新生儿转运生命支持系统确保新生儿出生后，能及时院内转运至新生儿病房

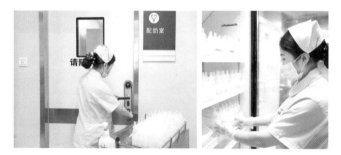

图 5.7　重庆市妇幼保健院建有专人专管的母乳库

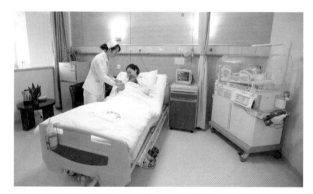

图 5.8　重庆妇幼保健院的新生儿家庭病房

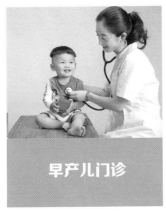
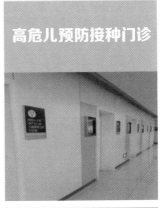
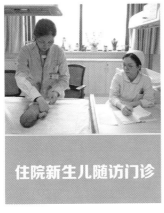
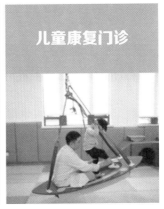

图 5.9　重庆市妇幼保健建立早产儿门诊、住院新生儿随访门诊、高危儿预防接种门诊、儿童康复门诊

重庆市妇幼保健院围产医学中心的建立，使得临床救治水平不断提高，宫内转运及超早产转诊实力不断增强，图 5.10 和图 5.11 分别是 2018—2020 年，重庆市妇幼保健院分娩产妇数与高危妊娠人数统计以及活产数、分

娩产妇数和剖宫产人数，高危孕产妇和高危儿管理率达到100%。

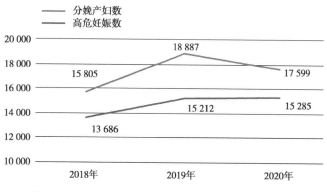

图 5.10　2018—2020 年，重庆市妇幼保健院分娩产妇数与高危妊娠人数

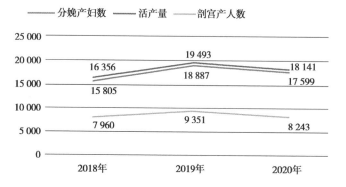

图 5.11　2018—2020 年，重庆市妇幼保健院活产数、分娩产妇数和剖宫产人数

2018—2020 年，重庆市妇幼保健院接生的早产儿数量见表 5.1。在高危妊娠不断地升高的背景下，如图 5.11 所示，从 2018 年的 13 686 人到 2020 年的 15 285 人，通过有效的孕前和孕期健康教育与管理，早产儿的发生率已从

2018 年的 10.24% 降低到 2020 年的 7.8%（图 5.12）；超低出生体重存活率从 2018 年的 73.68% 上升到 2020 年的 78.43%（图 5.13）；超早产儿的存活率从 2018 年的 73.08% 上升到 2020 年的 82.00%（图 5.14）。

表 5.1　2018—2020 年重庆市妇幼保健院接生早产儿数量

年份 胎龄	2018 年	2019 年	2020 年
24 周	0	2	2
25 周	11	8	11
26 周	20	24	18
28 周以上	52	39	54
30 周以上	87	78	110
32 周以上	249	180	165
34~36 周	1 319	1 070	1 319
合　计	1 738	1 401	1 679

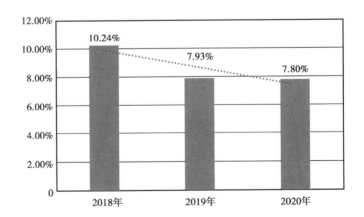

图 5.12　2018—2020 年，重庆市妇幼保健院早产儿发生率

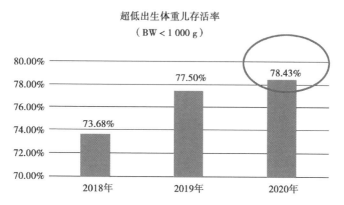

超低出生体重儿存活率
（BW < 1 000 g）

图 5.13　2018—2020 年，重庆市妇幼保健院超低出生体重儿存活率上升

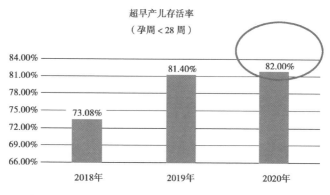

超早产儿存活率
（孕周 < 28 周）

图 5.14　2018—2020 年，重庆市妇幼保健院超早产儿存活率上升

　　进行围产医学中心建设以后，围产学科群协作意识逐步形成，相关临床科室与时俱进，多科学的合作能力加强，不仅科教研能力大幅度提升，学科人才储备逐渐扩大，而且临床救治水平提高，形成了全包围式的孕产妇和围产儿救

治工作流程。现已开展外倒转、超早产儿分娩救治、新生儿 LISA 技术、宫外胎盘输血、超声引导下的 PICC 等特色临床新技术，制订了"体温管理""延迟脐带结扎"规范技术流程。

　　自成立围产外科以来成功完成了医院首例宫内治疗技术——胎儿镜手术（图 5.15），并针对胎儿宫内治疗病例开展术中引导及术前术后评估（图 5.16）。胎儿镜技术是一种经超声定位后，用直径很细的光学纤维内镜在母体腹壁穿刺，经子宫壁进入羊膜腔，取胎儿组织活检及对胎儿进行宫腔内治疗的先进技术，以其微创、直观等独特优势备受胎儿医学者青睐，对胎儿宫内救治起着重要作用。目前，国内能开展胎儿镜手术的医院屈指可数。

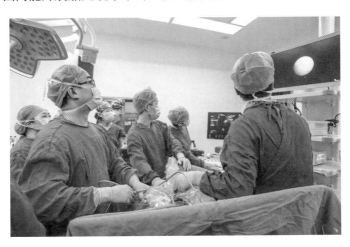

图 5.15　重庆市妇幼保健院首例宫内治疗技术——胎儿镜手术

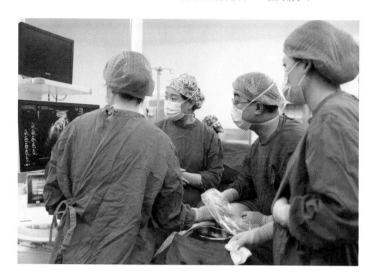

图 5.16　针对胎儿宫内治疗病例开展术中引导及术前术后评估

　　为了减少早产儿、低体重儿、特别是极低体重儿的窒息率，重庆市妇幼保健院围产医学中心积极探索进行了首例 En Caul 剖宫产术（图 5.17）。En Caule 剖宫产手术又称为保留胎囊的剖宫产手术，是婴儿出生时还完整地待在羊膜囊中。En Caule 剖宫产术的益处很多，如可以彻底避免羊水进入母体，预防羊水栓塞发生，对产妇也有好处；能最大限度地减少新生儿的损伤和羊水误吸、窒息的机会，大大降低早产儿、低体重儿特别是极低体重儿的窒息率。同时可利用胎膜囊内的羊水抵抗外界刺激，缓解子宫收缩对胎儿及其附属物的压力。

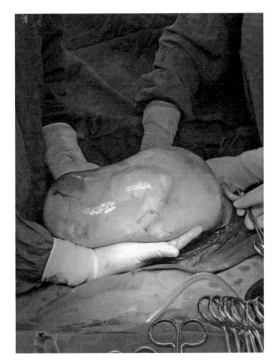

图 5.17　重庆市妇幼保健院首例 En Caul 剖宫产术

为了提高早产儿的存活率和健康率，针对早产儿病例，率先在重庆开展新生儿床旁肺部超声检查（图 5.18），并成功开展医院首例早产儿（35^{+6} 周）血液透析救治技术（图 5.19）等。

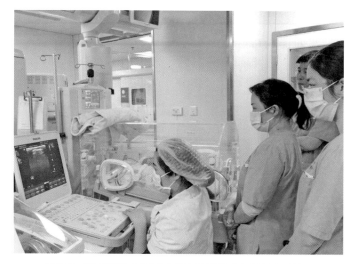

图 5.18　针对早产儿病例率先在重庆开展新生儿床旁肺部超声检查

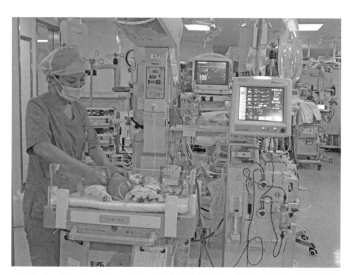

图 5.19　重庆市妇幼保健院完成医院首例早产儿（35^{+6}周）血液透析救治技术

围产医学中心建设以来，重庆市妇幼保健院的临床水平得到了进一步的提高，不仅多次创造了院内首例，而且还勇创"亚洲首例"。2021 年 5 月 16 日，"亚洲首例"胎儿镜下高位气道梗阻切开术后的新生儿在重庆市妇幼保健院出生。术后经多学科合作，成功实施子宫外产时手术（Ex-utero Intrapartum Treatment, EXIT）为新生儿成功建立气道。重庆市妇幼保健院成功开展亚洲首例胎儿镜下高位气道梗阻切开术，标志着重庆市妇幼保健院围产医学的发展更上一层楼，迈入了一个新的阶段。

孕妇张女士历经千辛万苦，才通过"试管婴儿"技术怀孕，本以为苦尽甘来，却在系统超声检查时发现胎儿双肺体积增大，膈肌膨隆，考虑先天性高位气道梗阻综合征（Congenital High Airway Obstruction Syndrome, CHAOS），磁共振发现双肺气管、支气管扩张明显，会厌部气道梗阻，确诊为 CHAOS。产检过程中，发现气管与支气管扩张越来越明显、膈肌膨向腹腔加重。文献显示，国内几乎没有此类疾病的成功救治案例，仅欧美国家有过零星病案报道——此类新生儿死亡率近乎为 100%。CHAOS 致死率高有两个核心原因：一是由于气道阻塞，肺水不能流出，导致肺、气管、支气管扩张，膈肌反张

（俗称"大白肺"），出生后呼吸功能严重受损；二是导致婴儿出生后第一声哭不出来。尽管希望渺茫、困难极大，结合张女士及其家人意愿，充分考虑病情后，重庆市妇幼保健院围产医学中心决定对胎儿展开救治，随即制订了详尽的诊疗方案。

第一步：行胎儿镜下高位气道梗阻切开术，让肺水充分流出，避免气管、支气管过度扩张及膈肌反张，保护肺功能。此手术难度非常高，相当于隔着孕妇的肚皮在胎儿的口腔里做手术，目前国内乃至亚洲并无成功案例。重庆市妇幼保健院围产医学中心团队于 31^{+2} 周顺利为张女士实施了胎儿镜下高位气道梗阻切开术。术后气道扩张和膈肌反张明显好转，心胸比逐渐恢复（图5.20和图5.21）。

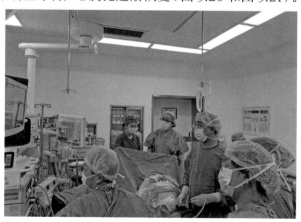

图 5.20　重庆市妇幼保健院成功开展亚洲首例胎儿镜下高位气道梗阻切开术

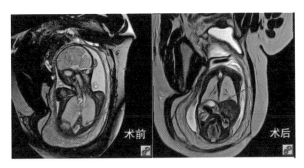

图 5.21 胎儿宫内手术前后影像图

第二步：行子宫外产时手术建立气道（图 5.22）。虽然做了胎儿镜下手术，但是胎儿不能呼吸，出生后切开处可能再次梗阻，为了防止新生儿窒息死亡，必须在未断脐带的情况下为新生儿建立气道。这是一个需要多科室合作的高难度关键手术，需要产科、麻醉科、外科、耳鼻喉科等多学科的紧密合作。

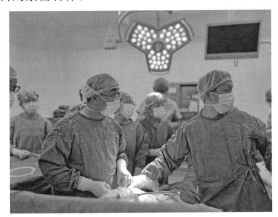

图 5.22 重庆市妇幼保健院围产医学中心团队正在实施产时子宫外手术（EXIT）为新生儿成功建立气道

　　这次亚洲首例手术的成功实施，正是重庆市妇幼保健院围产医学中心积极协作、高效配合的成果。

　　为了达到辐射整个西部地区的围产医学中心的目标，重庆市妇幼保健院围产医学中心成立"超早产宫内转运呼救中心"（图5.23），形成了24小时宫内转运绿色通道，增强了超早产转诊的实力。重庆市妇幼保健院围产医学中心成立"超早产宫内转运呼救中心"常规接收区县超早产宫内转运高危孕产妇，转运的患者最远来自西藏昌都（图5.24），为重庆周边乃至全国需要救护的危重症孕产妇和危重新生儿提供了安全保障，2018—2020年重庆市妇幼保健危重孕产妇及新生儿转诊数见表5.2。

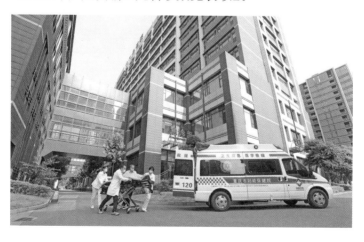

图5.23　成立"超早产宫内转运呼救中心"，形成24小时宫内转运绿色通道

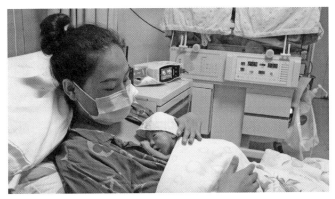

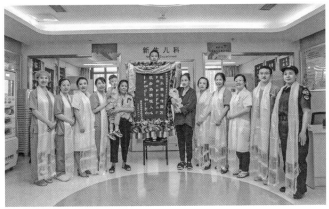

图 5.24　跨越 1 300 km，西藏患者宫内转运来院，成功救治 25+4 周超早产儿

表 5.2　2018—2020 年重庆市妇幼保健院危重孕产妇及新生儿转诊数

类　别	2018 年	2019 年	2020 年
危重孕产妇 / 例	767	805	884
新生儿 / 例	149	183	220

　　重庆市妇幼保健院作为重庆全市妇幼保健机构医联体牵头单位，积极探索，打造了符合德国Ⅰ级标准的围产医学中心。在借鉴国际先进理念的同时，制订了《围产医学中心建设标准》，不仅为有条件建设Ⅰ级围产医学中心的三级甲等医院提供了借鉴，而且为基层医疗单位明确了相应建设标准。有助于基层医疗机构服务能力提升，提高危重孕产妇和新生儿救治水平，促进重庆市妇幼医疗服务均质化。

5.3_____德国专家对中国围产医学中心的展望

在中国建立具有德国标准的围产医学中心是一个具有可行性的计划。德国经历了将近半个世纪的临床实践，其间不断优化流程，2006 年德国围产医学中心标准正式得到联邦卫生部下属 GBA 的认可。GBA 从法律的角度，严格地限定了不同级别的围产医学中心救治不同孕周的早产儿。重庆市妇幼保健院属于三级甲等妇幼保健机构，根据中国政府颁布的《中国妇女儿童发展纲要（2011—2020 年）》，作为中国最大的直辖市中最高级别的妇幼保健医院，重庆市妇幼保健院有责任和义务引领区域内的妇幼保健业务发展，持续降低区域内孕产妇和 5 岁以下儿童死亡率，对出生缺陷进行早期干预。在对比综合医院的儿科、儿童医院的新生儿科后，重庆市妇幼保健院在发展围产医学中心这一领域有独特的优势。通过发展围产医学中心来实现高危孕产妇的管理、早产儿的救治，也是顺应中国妇幼保健的发展目标。

此外，德国围产医学中心的分级标准也是值得引进的一个概念。重庆属于中国内陆城市，地处高原和平原的过渡地带，是一个集大城市、大农村、大山区、大库区为一体的组团式城市。在这样一个地区内建立不同级别的围产医学中心，并将其网络化管理，具有十分重要的现实意义。在这个围产医学中心网络里，高危产妇尤其是有早产倾向的孕妇，可以准确地由低级别的围产医学中心转运至有救治能力的高级别的围产医学中心，通过宫内转运的途径，可以大大降低新生儿的死亡率，提高早产儿救治的成功率。

目前重庆市妇幼保健院初步建立起了符合德国标准的 I 级围产医学中心。其目标就是在今后的实践中不断优化各项管理和临床技能，能够针对先天出生缺陷的这一部分新生儿进行围产期手术，为这一部分儿童无障碍生活奠定基础，切实减少社会的负担。

由于历史原因，德国有太多的小型医院，在德国普及围产中心很艰难，但最终还是成功了。在中国，实施这一概念应该相对比较容易，因为每个省区市都已经建立了设备完善的大型妇幼医院。它只需要改变思想和管理模式。因此，在不久的将来，重庆市妇幼保健院围产医学中心的任务之一是向医学界和卫生部等展示围产期医疗保健这一想法和潜在利益。

经过几代人的努力，中国建立了完善的妇幼保健体系，提升了服务质量，有效减少了可避免的死亡率，这对发展中国家来说是一项巨大的成就。重庆市妇幼保健院可以将自己在围产医学中心建设和运行方面成功的经验推广到全国，为中国的妇幼保健事业建立里程碑式的一站。

[1] 中国医师协会新生儿委员会 . 中国新生儿病房分级建设与管理指南(建议案)[J]. 中华实用儿科临床杂志，2013，28（3）：231-237.

[2] 封志纯 .《中国新生儿病房分级建设与管理指南（建议案）》解读 [J]. 中华实用儿科临床杂志，2013（3）：238-240.

[3] 国家卫生和计划生育委员会 . 危重新生儿救治中心建设与管理指南 [J]. 发育医学电子杂志，2018，6（1）：7-14.

[4] 封志纯 .《危重新生儿救治中心建设与管理指南》解读 [J]. 发育医学电子杂志，2018（2）：65-68.

[5] DONNELLAN D, MOORE Z, PATTON D, et al. The effect of thermoregulation quality improvement initiatives on the admission temperature of premature/very low birth-weight infants in neonatal intensive care units: A systematic review[J]. *J Speci Pediatr Nurs*, 2020, 25(2):1-13.

[6] PRASAD S, WATCHER D, AITCHISON R, et al. Neonatal resuscitation guidelines[J]. *Dis Mon*, 2013, 59(5): 196-201.

[7] RAGHUVEER T S, COX A J. Neonatal resuscitation: an

update[J]. *Am Fam Physician*, 2011, 83(8):911-918.

［8］国家卫生健康委员会临床检验中心新生儿遗传代谢病筛查室间质评委员会, 欧明才, 江剑辉. 新生儿遗传代谢病筛查随访专家共识 [J]. 中华医学遗传学杂志, 2020, 37(4):367-372.

［9］邵肖梅, 叶鸿瑁, 邱小汕. 实用新生儿学 [M]. 5 版. 北京 : 人民卫生出版社, 2019.

［10］彭华, 童笑梅. 医源性失血与早产儿贫血的发生及需要输血的相关性研究 [J]. 中国新生儿科杂志, 2008, 23(4):197-200.

［11］FABRES J, WEHRLI G, MARQUES B M, et al. Estimating blood needs for very-low-birth-weight infants[J]. *Transfusion*, 2006, 46: 1915-20.

［12］尚彦彦, 刘宏, 陈玲. 超早产儿护理的研究进展 [J]. 全科护理, 2018, 16（36）: 4513-4516.

［13］董建英, 李磊. 国内外新生儿专科护士培养的研究进展 [J]. 护理管理杂志, 2013, 13（5）: 344-346.

［14］王爱莲, 周月娥, 刘筱英, 等. 儿科病房护理工时调查与护理人员配置的探讨 [J]. 当代护士: 综合版, 2007(12): 36-37.

［15］罗荣. 妇幼保健院评审标准实施细则释义 [M]. 北京: 北京大学医学出版社, 2017.12

［16］中国医师协会新生儿科医师分会营养专业委员会. 新生儿重症监护病房推行早产儿母乳喂养的建议 [J]. 中华儿科杂志, 2016, 54（1）: 13-16.

［17］EIDELMAN A I, SCHANLER R J, JOHNSTON M A,

et al. Breast feeding and the use of human milk[J]. *Pediatr*, 2012, 129(3):827-841.

[18] UPDEGROVE K H. Donor human milk banking: growth, challenges, and the role of HMBANA[J]. *Breastfeed Med*, 2013, 8(5):435-437.

[19] REMINGTON J S, KLEIN J O, WILSON C B, et al. Infectious Diseases of the Fetus and Newborn Infant[M]. 7th Ed. PA: Elsevier Saunders, 2011.

[20] DUDECK M A, HORAN T C, PETERSON K D, et al. National Healthcare Safery Network (NHSN) Report, data summary for 2010, device-asociated module [J]. *A J Infect Contnol*, 2011 (39):798-816.

[21] SOHN AH, GARRETT DO, SINKOWITZ-COCHRAN RL, et al. Prevalence of nosocomial infection in the neonatal intensive care unit patients: results from the first national point-prevalence survey [J]. *J Pediatr*, 2001 (139): 821-827.

[22] HORAN T C, ANDRUS M, DUDECK M A. CDC/NHSN surveillance definition of health care-associated infection and criteria for specific types of infections in the acute care setting [J]. *Am J Infect Control*, 2008, 36(5): 309-32.

[23] 中华医学会重症医学分会. 呼吸机相关性肺炎预防、诊断和治疗指南 (2013)[J]. 中华内科杂志, 2013, 52(6): 524-543.

[24] 任南, 冯丽, 文细毛, 等. 实用医院感染监测方法学 [M].

　　长沙 : 湖南科学技术出版社, 2012.

[25] 高启云 . 浅谈围产医学的发展 [J]. 临床医药文献电子杂志,

　　　2019, 60(6):195.

[26] 段淘 . 围产医学的过去、现在和将来 [J]. 现代实用医学,

　　　2012, 24(7):721-722.